中国百年百名中医临床家丛书

张梦侬

俞良栋　编著

中国中医药出版社

·北京·

图书在版编目（CIP）数据

张梦侬 / 俞良栋编著. -- 北京：中国中医药出版社，2002.3（2025.8 重印）
（中国百年百名中医临床家丛书）
ISBN 978-7-80156-328-6

Ⅰ. ①张… Ⅱ. ①俞… Ⅲ. ①中医学临床—经验—中国—现代 Ⅳ. ①R249.7

中国版本图书馆 CIP 数据核字（2002）第 011572 号

中国中医药出版社出版
北京经济技术开发区科创十三街 31 号院二区 8 号楼
邮政编码　100176
传真　010-64405721
廊坊市佳艺印务有限公司印刷
各地新华书店经销

开本 850 × 1168　1/32　印张 9.25　字数 213 千字
2002 年 3 月第 1 版　2025 年 8 月第 2 次印刷
书号　ISBN 978-7-80156-328-6

定价　39.00 元
网址　www.cptcm.com

服务热线　010-64405510
购书热线　010-89535836
维权打假　010-64405753

微信服务号　zgzyycbs
微商城网址　https://kdt.im/LIdUGr
官方微博　http://e.weibo.com/cptcm
天猫旗舰店网址　https://zgzyycbs.tmall.com

如有印装质量问题请与本社出版部联系（010-64405510）

出版者的话

祖国医学源远流长。昔岐黄、神农，医之源始；汉仲景、华佗，医之圣也。在祖国医学发展的长河中，临床名家辈出，促进了祖国医学的迅猛发展。中国中医药出版社为贯彻卫生部和国家中医药管理局关于继承发扬祖国医药学，继承不泥古、发扬不离宗的精神，在完成了《明清名医全书大成》出版的基础上，又策划了《中国百年百名中医临床家丛书》，以期反映近现代即20世纪，特别是新中国成立50年来中医药发展的历程。我们邀请卫生部张文康部长做本套丛书的主编，卫生部副部长兼国家中医药管理局局长佘靖同志、国家中医药管理局副局长李振吉同志任副主编，他们都欣然同意，并亲自组织几百名中医药专家进行整理。经过几年的艰苦努力，终于在21世纪初正式问世。

顾名思义，《中国百年百名中医临床家丛书》就是要总结在过去的100年历史中，为中医药事业做出过巨大贡献、受到广大群众爱戴的中医临床工作者的丰富经验，把他们的事业发扬光大，让他们优秀的医疗经验代代相传。百年轮回，世纪更替，今天，我们又一次站在世纪之巅，回顾历史，总结经验，为的是更好地发展，更快地创新，使中医药学这座伟大的宝库永远取之不尽、用之不竭，更好地服务于人类，服务于未来。

本套丛书第一批计划出版140种左右，所选医家均系在中医临床方面取得卓越成就，在全国享有崇高威望且具有较高学术造诣的中医临床大家，包括内、外、妇、儿、骨伤、针灸等各科的代表人物。

本套丛书以每位医家独立成册，每册按医家小传、专病论治、诊余漫话、年谱四部分进行编写。其中，医家小传简要介绍医家的生平及成才之路；专病论治意在以病统论、以论统案、以案统话，即将与某病相关的精彩医论、医案、医话加以系统整理，便于临床学习与借鉴；诊余漫话则系读书体会、札记，也可以是习医心得，等等；年谱部分则反映了名医一生中的重大事件或转折点。

本套丛书有两个特点是值得一提的：其一是文前部分，我们尽最大可能地收集了医家的照片，包括一些珍贵的生活照、诊疗照，以及医家手迹、名家题字等，这些材料具有极高的文献价值，是历史的真实反映；其二，本套丛书始终强调，必须把笔墨的重点放在医家最擅长治疗的病种上面，而且要大篇幅详细介绍，把医家在用药、用方上的特点予以详尽淋漓地展示，务求写出临床真正有效的内容，也就是说，不是医家擅长的病种大可不写，而且要写出“干货”来，不要让人感觉什么都能治，什么都治不好。

有了以上两大特点，我们相信，《中国百年百名中医临床家丛书》会受到广大中医工作者的青睐，更会对中医事业的发展起到巨大的推动作用。同时，通过对百余位中医临床医家经验的总结，也使近百年中医药学的发展历程清晰地展现在人们面前，因此，本套丛书不仅具有较高的临床参考价值和学术价值，同时还具有前所未有的文献价值，这也是我们组织编写这套丛书的初衷所在。

中国中医药出版社

2000 年 10 月 28 日

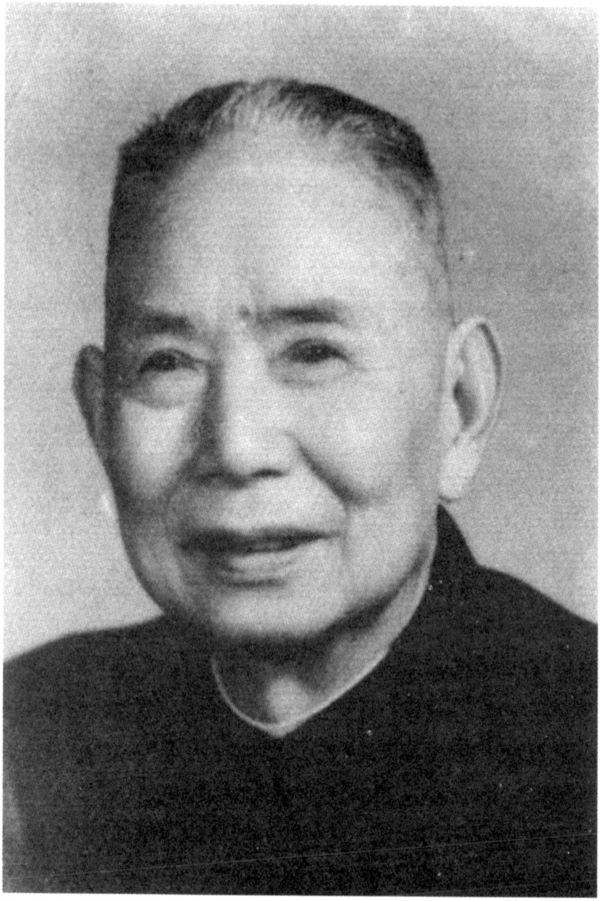

张梦侬先生

内容提要

张梦侬先生谙熟经典，博采众长，擅治奇难杂症。本书主要介绍他治疗内科呼吸、消化、泌尿生殖等系统中部分难治之病，以及痛证、痰饮、肿瘤等方面的医疗经验。其对肿瘤的病因，颇有创见；他在一般认为“痰湿与气血搏结”之论的基础上，提出“瘤毒”与“燥气”之说。特别是晚期肿瘤，势必化燥，耗尽人体正气，以至大肉脱失，油干灯熄。张老验方，即使不业中医者，只要按图索骥，用之亦效。本书不失为临床实用佳作。

目　录

医家小传

张梦侬（1896—1977 年），原名炳亟，字宏彪，湖北汉川人。生前为湖北中医学院著名老中医。

张老出身渔家，自幼聪颖过人，父母虽衣不蔽体，食不果腹，仍千方筹措供其读书，并嘱从塾师学习中医。十五岁时，其父与塾师相继谢世，遂辍学随兄打鱼维持生计，并继续钻研《黄帝内经》《伤寒杂病论》《温热论》《医方集解》《本草纲目》等典籍。他学习极其认真，常因领略书义而忘记撒网。六年后，其兄病故，乃以半农半医为业。

1922 年，他在当地名医林士安指导下，又研读《针灸甲乙经》《针灸大成》《医宗金鉴》等，边学边随师出诊，针药并施，疗效颇佳。1928 年秋，应聘至汉川庆生恒药店坐堂行医。一次出诊，遇一重危患者，病者家属正在准备丧事，张氏诊之云："此乃食滞挟痰饮中阻，脾胃失运，升降失常，阴阳痞塞，延成关格危证，可救也。"急施《千金方》烧盐探吐法，三饮三吐，吐出胶痰碗许，随即神清目开，呻吟能言，续与调理脾胃汤剂而安。张氏之医名因而大振。1932年，他至郑州，经考试取得医师证书及行医执照，并改名梦侬。因数愈霍乱、噤口痢、噎膈等重证，声望日高，被《郑州通俗日报》（民众顾问版）聘为中医顾问，郑州国医公会选为理事，兼任河南水灾救济委员会郑州收容所义务医师。“七七”事变后，赴西安，先后被选为西安市中医师公会监事、理事、理事长，并组织义务施诊所，为广大难民治病。1947年，任陕西省国粹中医学校《中医诊断学》讲师，编有《诊断学纲要》一书。新中国成立后，他回湖北行医，任应城县长江镇及汉川县卫生工作者协会主任。1955年，调任湖北省血防所任中医主治医师，并为省血防委员会暨血吸虫病研究会委员。1956年，调湖北省卫生厅医预科任副科长。1958年，调至湖北省中医进修学校任教。1959年，湖北中医学院建院后，担任《内经》教研组组长。

张氏博览群书，知识丰富，曾广读历代主要医学流派和医家的论著；浏览哲学、天文、史地、文学书籍；采集民间单方、验方，汲取其精华，择善而从，熔为己学。他认为：“中医典籍，汗牛充栋，然重复者多，有所发明或独树一帜者较少，故既要广读又要会读，善取人之长，补己之短。”其在临证处方中，常用经方，亦用时方及民间验方，还有从文学书籍上得来的单方，如：治食道癌用生鹅血，乃得之于文学书籍《觚剩》中，并在张璐的《张氏医通》《本经逢源》中查有类似记载。又如治疗慢性肾炎的白扁豆散，支气管扩张咯血用鲫鱼，肺结核用白茅根，肝硬化用皂矾醋制粟米，都是来自民间验方，经他反复验证，并有创新。

研探学问，张氏主张百家争鸣，摒弃门户之见，以冀探清疢疾真谛。他认为，中西医各有所长，应互补长短，造福于人民。早在20世纪30年代，就与西安名医沈反白、顾惺天及牛润泉等中西医同仁组织了“医余自由座谈会”，每周一次，研究临证疑难病、传染病等。他较系统地自学了西医知识，直到古稀之年，仍能背诵西医生理、解剖知识，连随他学习的西学中同志也惊叹地说：“张老师的西医基础知识记得比我们都熟。”临床上，他常运用西医的体检、实验室检查及特殊检查结果诊断疾病。在与西医临床合作中关系十分融洽，在湖北中医学院任教期间，他主动担任了西学中班的教学和指导工作。他更爱与同道们共研疑难病症，大胆提出见解，但又不固执己见。他十分痛憾医者之间各藏秘方绝技，不相外传，致使诸多瑰宝失传。凡问难于他，从不隐讳，和盘托出；即使观点不同或诋毁他者，也一样对待。他说：“我教会他，使之能起沉疴、救夭折，这是胜造七级浮屠的好事。”观人中，察子宫，是他在研读《灵枢经》与一些星相书中悟出，并在临床上反复验证中摸索出来的。他能观察人中的形态而道出子宫的大小、形态和位置的倾斜状况，借以诊察女子不孕症，与西医检查符合率很高。如是绝技，也从不保密，凡求教者，皆细心传授。

张氏善治奇难杂证，经验丰富，心得较多，其主要内容附后。晚年，对肿瘤作了些有益的探索，也积累了不少经验。其经验一部分收入《临证会要》，一部分将纳入本书。

张老医德高尚，谦虚谨慎，尊重同行，从不贬低他人。治病不分亲疏贵贱，高官贫民一视同仁，细心诊察，详录病情，从不因人而异。他热心为群众服务，凡求治者，均来者不拒，仅每年的“函诊”患者就达二百人次以上，病者几乎遍布全国各地。对上门求治贫穷之人，常赠药与衣食。他十分热爱中医事业，虽年迈多病，仍勤奋治学，孜孜不倦。理论、临床造诣精深，从不故步自封。他一生嗜书成癖，爱书如命，惜时如金，白昼临床，昕夕研读，有时是“阅书下饭”。他从无节假日，除夕之夜也伏案写读。其写的临证医案达四十余本，著有《临证会要》《儿科辑要》《产后临证医案》等五本专著。撰有《哮喘》《噎膈》《漫淡肝炎治疗体会》《论咳嗽喘哮病证因脉治》《关于鹅鸭血治噎膈与胃癌的几点看法》等论文十余篇。他工作积极，认真负责。晚年多病，但从未间断工作。住院期间，仍给其他患者诊治，直到临终之前，还在为他人治病，因而多次被评为院先进工作者，并被选为湖北省第三届政协委员。

专病论治

肺系病证

鼻　渊

鼻渊以鼻流浊涕、鼻塞（或左或右或双侧）、不闻香臭为主症，其涕有黏稠如脓，色黄绿而气腥臭者，亦有涕清如水，不自觉如屋漏滴下，并伴有头额痛胀，上连颠顶，以及时常缩鼻吸气以开其闭。为五官科常见病多发病之一。

《素问·气厥论》曰："胆移热于脑，则辛頞鼻渊"。前人谓风中于脑所致，然多为风热毒邪侵入鼻窦腐蚀气血所致。与现代医学急、慢性鼻窦炎相类似。治以祛风、泻火、托里、败毒。

方药：辛夷散加味。辛夷花、藁本、黄芪、菊花、苦丁茶、防风、川芎、羌活、独活、白僵蚕、升麻、薄荷、甘草、白芷、荆芥各30克，苍耳子、蔓荆子各60克，细辛各15克。共研末，每次10克，在临睡前用滚开水冲泡，取汁服，药渣于次日睡前再冲泡服一次。

若涕黄或白黏而量多，伴恶寒发热、头痛、咳嗽，痰稠量多，舌红苔薄黄，脉浮数。多属风热邪毒袭肺犯鼻。原方可倍苍耳子，加黄芩、连翘、二花各30克。

若鼻涕黄稠如脓，量多，伴头痛剧烈，眉间颧部压痛明显，口干苦，目眩，耳鸣耳聋，急躁易怒。舌红苔黄，脉弦数。此为肝胆郁热上攻，宜酌加柴胡、龙胆草、车前子各30克，黄芩、栀子、木通各60克。

若涕清色白，鼻塞或轻或重，遇风寒加剧，形寒肢冷，易感冒者，多为表气亏虚，肌表不固，寒邪滞于鼻。原方可倍生黄芪、辛夷花、羌活、防风。加党参、玉竹各60克，白术30克。

按：《黄帝内经素问·气厥论》云："鼻渊者，浊涕下不止也。"《灵枢经·脉度》亦云："肺气通于鼻，肺和则鼻能知臭香矣。"本方治方之要，在于辛散。辛主开主散，能开腠理祛除外感之风热、风寒等一切郁毒，取"邪去正自安"之义。今风热邪毒犯肺，鼻窍壅塞，嗅觉失灵，故不闻香臭。以辛夷花、苍耳子、细辛、蔓荆子、羌独活、防风、白芷、升麻、薄荷、藁本、荆芥、僵蚕、川芎等之辛泻肺气通肺窍而祛风散火除毒，佐以黄芪、甘草、菊花、苦丁茶之甘平泻火解毒而益气固表。病因邪郁化火，药用辛散，是用"火郁发之"之义。泡取汁服，是取其气之轻清，不欲其味之重浊，以利药力上行，直达病所，因而获效更捷。若风热邪毒袭肺犯鼻，故倍用专入肺经、辛散邪气、“治鼻渊鼻息，断不可缺”之苍耳子，合黄芩、二花、连翘以疏散肺及肺系风热邪毒；若为肝胆郁热上攻，宜加柴胡、龙胆草、黄芩、栀子，清泻肝胆郁热，加车前子、木通引热下行；若为表气亏虚，肌表不固，寒邪滞于鼻，则倍用补气固表、辛散寒邪之生黄芪、辛夷花、羌活、防风，加党参、玉竹、白术以增强补气固表之力。

病例：万某，女，30岁。

初诊：1968年8月11日。

主诉：鼻塞、流脓涕年余。

现病史：一年多前，发生鼻塞，不闻香臭，涕出如脓，色黄气腥，头痛以目至颠顶为剧，经用中西药各种治疗，效均不显。

检查：脉象弦滑，舌苔白薄。

分析：风热毒邪入侵鼻窍，腐蚀气血。

中医诊断：鼻渊。

治则：祛风、固表、清宣肺窍、泻火败毒。

方药：见上。

二诊：1968年9月5日。

上药尚未服完，病已痊愈。

注：此方曾治多人，均获愈。

过敏性鼻炎

患者经常出现突发性鼻痒，打喷嚏，流清涕，鼻塞，流泪，头痛等症状。其特征为每因环境变异（如从室内到室外，或从户外到户内），则喷嚏连续不已，汗常自出。其起病急消失亦快，反复发作，有经数月或数年不愈者。

中医虽无此病名，但与“鼽嚏”症相似。《素问·气交变大论》云：“岁金不及……民病肩背瞀重，鼽嚏……”《刘河间医学六书·素问玄机原病式》说：“鼽者，鼻出清涕也。”“嚏者，鼻中因痒而气喷作于声也。”

本病为正气大虚，卫外阳弱，肌表不固，故对某些过敏原（如花粉、螨虫、尘埃或冷空气等）敏感性增高而产生过敏反应。治法当益气固表，助阳护卫。

方药：拟加减十全大补汤。生炙黄芪、党参、龙牡粉各15克，当归、白芍、焦白术、炙甘草、茯苓、熟附片各10克，桂枝5克，生姜3片，大枣5枚。开水泡药，小火熬两个小时，分三次服，可服5～10剂。

注：本方以益气助阳补虚为主。故用十全大补汤去地黄之滋腻，川芎之辛散。加熟附子以补阳固表，龙牡粉收敛精气而止汗；方中桂、芍、甘、姜、枣乃桂枝汤，原有祛风止汗，调营和卫之功，合黄芪、当归则为归芪建中汤，以治阳虚汗出、恶风，合本方诸药，能大补元阳，使营卫气血俱充，则病邪不攻自解。或有以病小药大而议其非者，如能通过实践，方知此病用此方之疗效。

若兼纳呆，腹胀，大便稀溏，肢体困重，头昏乏力，此属脾虚湿盛、清阳不升、浊阴不降。可酌加陈皮、法半夏、柴胡、升麻各10克。

若兼腰膝酸软，形寒肢冷，夜尿频多，则属肾阳亏虚，可原方加补骨脂、益智仁、巴戟天、胡桃肉各10克，细辛3克。

病例：马某，男，39岁。

初诊：1968年9月12日。

主诉：患过敏性鼻炎已两年。

现病史：两年前，经武汉某医院诊断为过敏性鼻炎。反复发作，病发多在清晨起床时，发作时鼻塞，鼻内发痒，伴连续喷嚏不止，流出大量清涕。

检查：下鼻甲肿大，鼻黏膜苍白。分泌物涂片：嗜酸性细胞增多。诊脉濡缓，舌淡苔薄白。

分析：正气不足，肺气亏虚，卫阳不固。

西医诊断：过敏性鼻炎。

中医诊断：鼽嚏。

治则：益气固表，助阳护卫。

方药：见上。

二诊：1968年9月16日。

服上方3剂。诸症全除。嘱仍宗上方服3剂，以巩固疗效。

鼻　衄

鼻衄，即鼻中出血，可见鼻孔一侧或两侧出血，有用药棉或药物塞鼻孔自止的。有血出不止，鼻孔用物堵塞而血从口腔溢出的；也有夜以继日，久出不止，因而发生危险的，如是者，又称“鼻洪”或“鼻大衄”。

《证因脉治》卷二云：“或房劳伤肾，阴精不足，水中火发，或恼怒伤肝，肝火易动，阴血随火上升，错经妄越，则内伤衄血之症作矣。”《景岳全书》卷三十亦云：“衄血虽多由火，而唯阴虚者尤多，正以劳损伤阴，则水不制火，最能动冲任阴分之血。”总之本病多由血中伏火上攻，血络破裂所致。《灵枢经·百病始生》有“阳络伤则血外溢，血外溢则衄血”；也有外伤引起的，因血出阴亏，阴虚火旺，火再伤血络，故出血不止，或反复发作。

宜用滋阴降火，引热下行，内外兼治。

方法：

1. 令患者平卧在竹床或木床上，用冷水一盆，安放于患者后脑边，将患者头发散开，浸入冷水中，在不长时间内，其血自止。即移开水盆，拭干其发，用药物调理。如患者短发或光头，或用毛巾两条浸入冷水中，将一端搭在患者头上，也可以收到同样效果。但要注意在鼻衄止后，即将水盆移开，拭干其发，不可久浸，久则周身发冷。如见此症，须安卧在暖被及棉絮内，略饮开水，则自然温暖如常。

2. 将本人头发剪下一绺，烧成炭，研极细末，吹入衄血鼻孔内，止血效果较好。用初生婴儿剃下的胎发烧灰研末吹鼻止血，疗效亦高。若用一般常人头发烧研也可代用。

3. 生独头蒜一枚，剥去皮及内膜，捣成泥，贴在足心涌泉穴处，左鼻贴右足心，右鼻贴左足心，左右鼻孔俱衄，则两足心俱贴。待自觉有蒜气触鼻、衄血渐少以至全止时则去蒜。敷贴过久，恐引起发疱。如无独蒜头，多瓣蒜亦可选用。

方药：黄连、黄芩、黄柏、栀子、丹皮、生地、白芍、制牛膝各10克，制龟板、龙骨粉、牡蛎粉、旱莲草各30克。另用血余炭粉末3克，分三次冲入药汁中服。上药水煎，分三次温服。

注：鼻衄为常见之病，多由阴虚血中火盛，致鼻咽部血络破裂所致。鼻衄轻证，可以自止，重证须用黄连解毒汤（黄连、黄芩、黄柏、栀仁）为主方，加丹皮泻血中伏火，生地平血逆，合旱莲草补肾而止衄，白芍敛阴和营，龟板、

龙牡粉滋阴潜阳，更加血余炭同气相求，入肝肾补阴止血。制牛膝引诸药与血下行而不上逆。

病例：周某，男，30岁。

初诊：1968年4月19日。

主诉：鼻衄已五年，近发已3天。

现病史：1963年春，始发鼻出血，此后断续发作，病发多在春季。3天前，鼻内出血，常点滴而下，日夜不止，用棉塞住鼻孔，则血从口中溢出，用鼻腔填塞法亦无法止血。曾服药（药名不详）打针、烧灼法均少效。

检查：面色潮红，舌红苔少。诊脉洪大，尺部无力。

分析：是为血中伏火过盛，迫血上行，损伤鼻中血络所致。

中医诊断：鼻衄。

治则：泻火滋阴、潜阳补络。内外兼治。

方法、方药：见本节所述。

二诊：1968年4月23日。

服上方两剂，鼻衄即止。今日前来换方，请求根治。诊脉洪大，按之芤，舌红苔少。鼻衄虽停，但其根尚未除，宜滋阴潜阳，养血补络，凉血泻火。

方药：制首乌、制龟板、龙牡粉、旱莲草、生地各30克，黄连、黄芩、黄柏、栀子、丹皮、知母、白芍、车前子、川牛膝各10克，玄参15克。5剂，1日1剂，水煎分3次服。

注：5年后，病者介绍患者来诊，述上疾早瘥。后将此方与十多位鼻衄者服用，均获痊愈。

急性咽炎及口腔炎

急性发作咽头或口腔与舌面溃烂肿痛，色呈鲜红或深红，溃疡表面白腐，凸出黏膜之上，甚则有臭秽气，妨碍饮食，四肢温暖如常。脉多洪数而实。

《医宗金鉴·外科心法要诀》说："口疮……实火者，色艳红，满口烂斑，甚者腮舌俱肿，脉实口干。"《石室秘录》又说："口舌生疮，……乃心火郁热。"《素问·阴阳应象大论》云："水为阴，火为阳。""阴胜则阳病，阳胜则阴病。"今咽、舌、口腔糜烂，是热毒实火内发，火盛则伤阴。

治宜滋阴降火，清热解毒。

方药与方法：

1. 先用三棱针点刺手拇指少商穴。令出血如豆大，患者立时能缓缓吞咽。再外吹锡类散于肿处（若无锡类散，亦可不用）。

锡类散：焙象牙屑、珍珠各 1 克，西牛黄、人指甲（男女各半）各 0.3 克（煅），冰片 0.3 克，壁钱 20 个，共研极细，瓷瓶密装勿泄气。吹患处。

2. 汤药：用增液汤加味。金银花 30 克，连翘、生地、玄参、寸冬、车前草、生石膏各 15 克，丹皮、白芍、甘草、竹叶、薄荷各 10 克。水煎，代茶频服，可连服 3 ～ 5 剂。

注：本方用玄参、麦冬、生地，增液以滋阴固其本；生石膏、竹叶，泻气分之火；丹皮、白芍、生地，泻血分之火；薄荷使郁火上散；车前草引毒火下行；金银花、连翘清热败毒；甘草解毒泻火，协和诸药，合成滋阴泻火败毒之剂。确诊为实火，用之即效；如属虚火，虽多用久用亦不见

效，须通过实践方知。用三棱针点刺少商出血，有清肺热、利咽喉之功。

病例：黄某，女，23岁。

初诊：1938年11月2日。

主诉：口、舌、咽痛已2日。

现病史：两天前，发生口、舌、咽疼痛不能食，喝水亦然。伴多涎、烦躁，大便已3日未解，小便短黄。

检查：口腔、舌、咽部局部黏膜充血水肿，上有白腐如脓样黏稠液，颌下肿块如豆，累累如串珠。舌红苔少，脉象浮数。查体温：39℃。

分析：为实火上升于口。

中医诊断：口疮；喉痹。

西医诊断：急性咽炎及口腔炎。

治则：清热解毒、滋阴降火。

方药：按本节方药、方法针药并施。

二诊：1938年11月4日。

用上法、服上方后，口、舌、咽糜烂已平，口腔内基本不痛，已能进饮食，病已基本痊愈。仍宗上方再服2剂，以收全功。

慢性咽炎及口腔炎

此病发作缓慢，咽部或口腔及舌面发生溃烂，色呈淡红或紫暗，溃疡凹陷在黏膜之下，痛亦不甚，饮食勉强能入，屡投滋阴降火剂不效，炎症持续数月或经年不退，其特征为两下肢常冷，两足如冰，脉沉虚弱。

《医宗金鉴·外科心法要诀》说："口疮，……虚火者，色淡红，满口白斑微点，甚则陷露龟纹，脉虚不渴。”《景岳全书》云：“凡口疮六脉虚弱，或久用寒凉不效者，必系无根虚火。”本症实为阴寒虚火，循足三阴经脉上炎。因足少阴肾经之脉挟舌循喉咙，足太阴脾经之脉挟咽连舌本散舌下，足厥阴肝经循喉咙上颃颡。

治宜温补肝肾脾三阴经脉，引火归原。用肾气丸加味。

方药：肉桂末1.5克捣熟地15克，细辛1.5克捣玄参15克，山药15克，山萸肉、泽泻、丹皮、茯苓、甘草、熟附片、车前子、川牛膝各10克。开水泡1小时，慢火煨两小时，分两日4次服完，以10剂为一疗程。如服药5～7剂，症状完全消失即可停药。

注：本节与上节同为口腔及咽喉炎症，但属虚火；其症状与上节对照，则虚实自明。故用加味肾气丸，以熟地滋阴补肾，山药益肺补脾，山萸涩精补肝，茯苓泻脾而通心肾，泽泻泻膀胱利湿行水，丹皮泻火而凉血除烦，肉桂补命门之火，附片收上炎之虚阳，车前子渗膀胱湿热，牛膝引诸药下行，玄参泻无根之火，细辛治口舌之疮。玄参与细辛同为肾经本药，但一热一寒，均治咽喉口舌之疮，同捣并用有相互制约之义。更加甘草既能治少阴咽痛，又能调和诸药，使之奏功。

病例：李某，男，35岁。

初诊：1970年8月5日。

主诉：口腔内糜烂已2年。

现病史：口、腔、舌均发生溃烂，局部不甚疼痛。饮食勉强能下，刚入秋季，双膝冷如冰块。经服中药滋阴降火，及用西药青霉素等均无效。

检查：口、腔、咽有局部溃烂，色紫暗，溃疡凹陷在黏膜之下，舌绛苔少，脉象弦细尺弱。

分析：足少肾经之脉，循喉咙夹舌，足太阴脾经之脉挟咽连舌本散舌下，足厥阴肝经之脉循喉咙上颃颡。此疾为足三阴经虚火循经上炎，致虚火炎于上，阴寒盛于下，法当引火归原。

中医诊断：口疮（虚火上炎）。

西医诊断：慢性咽炎及口腔炎。

治则：温补肝肾脾三阴经脉，引火归原，致火不上炎而能暖下，故口、腔、咽糜烂自退。

方药：见上述方药及用法。

二诊：1970 年 8 月 8 日。

服上方 3 剂，病减大半，咽、口、舌溃烂处已大见好转。仍宗上方续服。

一月后介绍人李某来云，服上方 7 剂后，病已告痊。

咳　嗽

咳嗽为肺系疾患的主要症状之一。其表现有喉痒、气逆、作呛、咯痰、前人以有声无痰为咳；有痰无声为嗽；有声有痰为咳嗽；一般多以痰声并见，故统称咳嗽。

《景岳全书·咳嗽》谓："咳症虽多，无非肺病。"《医学三字经》说："肺为脏腑之华盖，呼之则虚，吸之则满，只受得本脏之正气，受不得外来之客气，客气于之则呛而咳矣。亦只受得脏腑之清气，受不得脏腑之病气，病气干之，亦呛而咳矣。"咳嗽一症，是由于外邪风、寒、暑、湿、燥、火，或内伤等各种原因犯肺所致。

治宜辛凉轻清宣散病邪，调理肺气。

方药：桑杏、枳桔二汤加减。冬桑叶10克，杏仁泥10克，炒枳壳10克，桔梗6克，甘草10克，前胡10克。水煎分3次服，可续服3～5剂。

注：上方系手太阴肺经药。因肺所生病为咳嗽上气、喘渴、烦心、胸满等证，故用冬桑叶之气味甘寒祛风燥湿，走肺络而宣肺气；同杏仁之气味辛甘苦温而利，除风散寒，解肌泻肺，降气行痰为主；佐以桔梗之气味苦辛而平入肺，泻热散寒，开胸利膈，行气化痰；合前胡之气味辛甘苦寒，畅肺气，解风邪，理胸腹，下气降火，消痰止咳；加枳壳之气味甘苦微寒，化痰行气，止喘散结，消胀治咳；更用甘草之气味甘平中和，泻心火而补脾胃，以资肺气而保护肺脏。甘草合桔梗名甘桔汤，能治咽喉口舌诸病。桔梗合枳壳名枳桔汤，有通肺下气、利膈祛痰之力。本方药只六味，是合桑杏汤、甘桔汤、枳桔汤等方加减组合而成。可以再随证加减之。

上方，既可作为治疗一般咳嗽的通用方，也可作为治疗各种咳嗽的基本方。

加减法：

1.风咳：咳声清高，痰少，舌红苔白薄，脉浮数。本方可加薄荷6克，牛蒡子10克（炒打），辛凉以散风。

2.寒咳：咳声稍重，痰不易出，色白，舌苔薄白，脉象浮紧，或有头痛。本方可加紫苏、陈皮各10克，辛温以散寒。

3.湿咳：咳声重浊，痰白不稠，或头闷身重，舌苔白厚腻滑，脉象缓细。本方可加苍术6克，厚朴、陈皮、茯苓、法半夏各10克，辛温甘淡以去湿。

4.热咳：痰胶黏稠，色黄，或胸中隐痛，舌红苔白或黄，脉象洪数。本方可加马兜铃、天花粉各10克，鲜芦根30克，川贝母6克（研细冲服），轻苦微辛微寒以清热。

5. 燥咳：咳声清扬，痰少难出，多有喉舌干燥，津液不足，舌红，苔少不润，脉象浮涩。本方可加沙参、贝母、瓜蒌皮、知母、橘络各10克，甘微苦寒轻剂以化痰生津润燥。

6. 火咳：干咳无痰，气上冲喉，口干，舌燥，舌苔白薄或黄而不润，脉多洪数。本方可加天门冬、玄参、知母、天花粉各12克，生石膏15克。苦甘寒以泻火滋阴。

7. 瘀血咳：咳嗽痰少，痰中时带血丝或血点，胸肋及胁间时发刺痛，舌尖或舌边有明显瘀血点。本方可加紫菀、茜草、降香、鹿角霜各10克，桃仁泥6克，血竭粉、三七粉各3～6克（冲服）等，以消瘀活血。

8. 老痰咳：痰胶色黑凝结成团，咳不易出，如吐在水中即沉于水底，口燥咽干，若饮开水则痰易出，老年及平时有吸烟嗜好者，多有此痰。本方可加旋覆花（布包）、芒硝、捣瓜蒌子各10克，青黛拌蛤粉、海浮石粉各15克。亦可每日在饭后吞服礞石滚痰丸3克，每日一次。切忌辛温燥热之药，只宜用此等咸寒、辛甘寒之味，逐渐化除。

9. 寒湿咳：痰稀色白而黏，咳不易出，得热则咳缓，遇寒则咳剧，苔白舌淡，脉象浮紧或沉迟。本方可加陈皮、法半夏、白茯苓各10克，干姜、桂枝各4.5克，辛温甘淡以散寒除湿。

病例一：杨某，男，52岁。

初诊：1931年11月17日。

主诉：咳嗽三月。

现病史：三月前，感冒咳嗽，经服中药（药名无察）少效，现仍咳嗽。痰黄黏稠，咳引胸痛，咳剧则呕吐涎沫清水黏液。询及平素，大便常结，纳食不多，饮酒不少。

检查：诊脉浮弦，按之滑数，舌苔白厚底绛，视形质瘦长，面色萎黄。

分析：从脉证合参，为痰饮内阻，风温外加，温邪搏肺，热灼津伤，故痰色黄而黏稠；饮停于胃，下降失令，故便结而呕水液。

治则：法当凉解风温，清泄肺热，俟痰白咳减，再理饮邪。

中医诊断：热咳。

方药：桑叶 10 克，马兜铃 10 克，炒牛蒡子 6 克，知母 6 克，杏仁 10 克，瓜蒌皮 10 克，鲜芦根 15 克，益元散 10 克（布包），橘络 1.5 克，川贝尖 10 克，桔梗 6 克。5 剂，急火煎药分 3 次服。

二诊：1931 年 11 月 20 日。

服上方 3 剂，痰色转白，呕吐已平。舌绛虽退，但舌苔仍厚，脉仍弦滑。宗上方加前胡 6 克，炒枳壳 6 克，5 剂。

三诊：1931 年 11 月 25 日。

服上方后，咳减过半，痰白量少，易出，大便较畅，舌苔仍厚，脉犹弦滑，但不浮数，此为外邪已解，痰饮犹存，当于清宣肺气法中，再加化痰涤饮之品。

方药：苦杏仁 10 克，桔梗 6 克，薏苡仁 15 克，半夏 6 克，炒知母 10 克，川贝母 10 克，枳壳 10 克，瓜蒌皮 10 克，橘红 6 克，马兜铃 10 克。5 剂。

四诊：1931 年 11 月 30 日。

服上药后，咳嗽更减，痰稀色白，舌苔前半已退，后半白滑，然咳甚仍作呕逆，胸脘时闷，此痰饮深伏，根除不易。法宜缓攻慢逐，因体虚难任峻剂。

方药：

1. 原方继续多服，间日1剂。

2. 控涎丹60克，每次服5粒，每次饭后半小时服，日服2次。

五诊：12月21日。

服上二方，历时两旬，呕逆全止，胸闷亦除，大便畅通，纳食日香。是痰饮伏邪得缓攻而渐去。再用理脾健胃、润肺化痰之剂调理善后。尤须戒酒，以防反复。

方药：北条参10克，白术6克，白茯苓6克，炙甘草6克，陈皮6克，半夏6克，枳实6克，杏仁10克，瓜蒌皮10克，竹茹10克。3剂。

病例二：余某，男，56岁。

初诊：1975年11月5日。

主诉：咳嗽已三月。

现病史：1975年8月初，因感冒而致咳嗽，经服中成药橘红丸及注射青霉素，口服非那根糖浆、复方甘草片等消炎镇咳药，均无效，且逐渐加重。现干咳无痰，或少痰，痰白而粘，难以咯出，咽痒如烟熏，咳发则呈痉挛性阵作，咳甚伴呕吐，并牵引头、胸、胁、腹作痛，日夜不止，重则整夜漫步庭院，夜不能寐，痛苦至极。

检查：咳声清扬，脉滑而数，舌红绛苔薄白而干。

分析：初为外邪袭表，因失治而化热入肺。由于失治日久，热邪又化火伤阴生燥。

中医诊断：火咳、燥咳。

治则：疏风清肺，泻火润燥，化痰止咳。

方药：桑叶、杏仁、桔梗、枳壳、前胡、冬花、紫菀、川贝、百部、甘草各10克，玄参、花粉各15克，生石膏30克。3剂，水煎服。

二诊：1975年11月8日。

服上方后，咳嗽减轻大半，头身疼痛已平，已能安睡，现仍轻咳，痰已变清。舌红苔薄白而润，脉缓滑，仍宗上方去石膏续服3剂。

三诊：1975年11月12日。

服药后，咳嗽已愈。舌淡红苔薄白润，脉缓有力。因惧再发，要求再服3剂，因病已痊愈，嘱其不必服药。

病例三：盖某，女，40岁。

初诊：1930年12月10日。

主诉：咳嗽已3天。

现病史：3天前，因感冒引起咳嗽。现头发热，恶寒，无汗，咳嗽痰稀，色白起沫，痰不易出，甚则作喘。

检查：脉象浮紧而数，舌苔白滑底绛。查体温：39℃。

分析：此热在上焦，更被寒束而成寒包火证。

中医诊断：寒包火咳。

治则：法宜散寒解表，清肺泻火，加减麻黄汤。

方药：麻黄6克，甘草6克，桔梗6克，苏叶10克，炒枳壳10克，前胡10克，杏仁10克，生石膏末10克，陈皮10克，生姜3片，大红枣3枚。2剂，水煎服。

二诊：1975年12月12日。

服上方后，今晨汗出热退咳减，头痛恶寒亦平，视舌绛已退，脉象不浮不紧不数，此外邪全退，拟清理肺胃善后。

方药：苏叶10克，苦杏仁10克，前胡10克，瓜蒌皮10克，炒枳壳10克，陈皮10克，白茯苓10克，甘草6克，桔梗6克。

哮　证

哮证初起咳嗽痰不易出，气逆冲上，喉中作响，渐至声如曳锯，坐不得卧，只能俯首向前，呼吸均感困难，甚则肩抬肋陷。有的多在冬春病剧，有的夏季反重，也有四季都发，但发作多因气候变化引起。有连发数日不休，有每日夜间必发，有正午和夜半定时发作等不同。

本病一由肺胃先有伏热、积饮感风寒诱发，二由初因风寒客于上焦，久则化热，后遇气候异常之刺激而发作。《素问·至真要大论》云："诸气分贲郁，皆属于肺。""诸痿喘呕，皆属于上。""诸逆冲上，皆属于火。"本病是火热痰饮为本，风寒水气为标。由于痰饮与火热内伏于中上二焦，再经外感风寒水湿，使热邪火气不得外散，火性炎上，转挟痰饮上冲故哮喘气逆而声如曳锯。在用药上如徒用降逆不加升散，或徒用升散，不加泄热，则病必不除。是以宗"火郁则发之""肺苦气上逆，急食苦以泄之""肺欲收，急食酸以收之，以酸补之，辛泻之"之旨立法，采用《金匮·肺痿肺痈咳嗽上气病脉证治》治"咳而上气，喉中水鸡声"之射干麻黄汤。

治宜先用按摩法缓其冲逆，平其哮喘以治标；继用散寒解热、化痰降气之加减射干麻黄汤以治本。

方药：炙麻黄、炒枳壳、桔梗、炙甘草、杏仁泥、前胡、款冬花、紫菀、法半夏各 10 克，海蛤粉 15 克，细辛、五味子各 2.5 克，鲜生姜 3 片，大枣 3 枚。

水煎 1 小时，分 3 次温服。此系成人剂量，如 1 ～3 岁小儿 1 剂可分 3 日 15 次服完。4 ～8 岁儿童 1 剂分两日 8 次服完。如久病重病，可连服3剂，其哮喘当平，至少要大见减轻，还可继续服3剂，再停药观察。本人体会如患者用过激素，则服此方疗效较差，如未用过激素，则疗效更佳。一般服此方3剂，其哮喘即平。经过观察，有些新发轻证，服药3～5剂后，即未再发。

注：本方用射干麻黄汤去苦平有毒之射干，易以咸平无毒、清热利湿、化痰定喘、降逆下气之海蛤粉为主药；更加桔梗以助麻黄、细辛、生姜之辛温宣散以升提开发；再加杏仁、前胡、枳壳、法半夏、款冬花、紫菀、五味子之降逆、敛肺、化痰、下气；合甘草、大枣之甘温补益脾胃、润肺和中。是升中有降，散中有收，温中有清，泻中有补，故能收到止咳定喘、降气化痰、散寒清热、利湿行水、敛肺安胃之功。治愈患者甚多。

病例一：王某，女，9岁。

初诊：1967年7月3日。

主诉：哮喘证已二年余。近发一周。

现病史：二年前发生哮病，继则反复频发，冬季更剧，屡治不效。一周前因感冒哮证又发，入夜倚息不得卧，咳嗽，痰不易出，喉中痰鸣，声如曳锯。

检查：脉象紧数，舌暗紫，苔白厚。

分析：此为寒邪夹热，肺失肃降，肺气上逆而生哮证。

中医诊断：哮病。

西医诊断：支气管哮喘。

治则：散寒、泄热、降气、化痰。

方药：见上。

二诊：1967年7月9日。

服上方5剂，哮喘已平，咳嗽基本已止。舌红苔白，脉缓，是寒邪已退，阴伤未复，故尚有轻咳，拟辛凉甘平轻剂善后。

方药：桑叶、南沙参、冬花、杏仁、谷芽各10克，枇杷叶（刷制）、甘草、陈皮、前胡各6克，桔梗5克。3剂。

1974年张老亲见患者，询及其疾，言业已七年，哮喘一直未发。

病例二：唐某，男，10岁。

初诊：1968年9月2日。

主诉：哮喘已5年。

现病史：5年前发生咳喘，夏季较冬季重。年来每月发作较前更重，经中西医各种治疗，效均不显。诊见胸高气促，喘息有声，咳音如瓮声，痰不易出，色白而黏起泡沫。

检查：咳声重浊，脉弦缓滑，舌红苔少。

分析：此热在上焦未清，一经风寒外搏，则肺气不利，咳喘随之而发。

中医诊断：哮病。

治则：先拟辛凉轻清，宣散疏解再议。

方药：冬桑叶10克，杏仁泥10克，桔梗6克，前胡10克，炒枳壳6克，瓜蒌皮10克，炒苏子10克，甘草6克，陈皮10克。3剂，水煎服。

二诊：1968年9月5日。

咳嗽、气逆、胸闷都减。唯咳声仍重浊，夜半仍喘甚。仍宗本节哮喘验方3剂。

三诊：1968年10月2日。

服上方3剂，入夜哮喘减半，续服上方20余剂，近两旬来，哮喘逐日减轻。述以往在病发将愈之先，均现唇环发赤起疹，此脾经湿热伏火郁勃，今纳食不多，舌现虫斑，法当脾肺并治。

方药：白术、炒枳壳、鹤虱、瓜蒌皮、陈皮、桔梗、前胡、莱菔子、二芽各10克，厚朴、杏仁泥、建曲各6克，胡黄连1.5克。

四诊：1968年11月6日。

月来断续服药，两月咳喘未发，但有时胸闷，宜宣利肺气，防喘复发。

方药：桑叶10克，杏仁10克，枳壳10克，甘草6克，桔梗6克，紫菀6克，陈皮10克，麻黄1.5克，紫苏叶10克，莱菔子10克。

愈后至今，逐年走访，病未复发。

哮喘一证，主要为素有痰饮或邪热内聚，复感外邪，致气机升降失常，气道壅塞而使肺气上逆成哮喘。然而前述症状为常见的一般临床表现，笔者常见初上临床的年轻医生，或未学中医的人不会辨证照搬上方，往往均获效。其发病主要原因虽如前所述，但在临床上，由于病者禀赋体质的差异，感邪性质的不同，尚有偏寒、偏热、偏虚、偏实及寒热虚实的错杂证候，仍需辨证施治，效果更佳。下面仅就临床常见类型，分述如下：

（一）寒邪挟水饮喘

素有咳嗽气逆，遇寒则发喘促，发时呼吸迫促，喉中痰响，如水鸡声，甚则张口抬肩，肋骨下陷，坐不能卧，日久不愈，脉象浮紧。

本证为肺中水饮停蓄，再加寒邪外束，饮邪与寒邪相搏，致肺气上逆作喘。

治以散寒、涤饮、降逆、定喘。

方药：加味小青龙汤。麻黄、桂枝、杏仁、法半夏、炒白芍、炙甘草、紫菀、款冬花各 10 克，干姜 6 克，五味子 3 克，细辛 1.8 克。水煎，分 3 次温服，3 剂。

注：水饮蓄于肺，寒邪束于外，故用麻黄辛温发散，宣肺定喘为主药；佐以桂枝、甘草辛温和阳，白芍酸、五味子酸温以收敛肺气，细辛、干姜辛温散寒行水，半夏逐饮降逆，杏仁辛苦甘温降气化痰，更加无论寒热虚实之咳逆上气用之皆宜之款冬花、紫菀二味，以辛温润肺。

病例：孙某，男，27 岁。

初诊：1967 年 5 月 3 日。

主诉：哮喘 20 年。

现病史：20 年前发生哮喘，反复发作，且多遇寒而发。每发皆在夜半。胸脘胀闷堵塞，呼吸急促，喉中痰鸣，如水鸡声，甚则张口抬肩，胸高肋陷，俯不能仰，坐不得卧。身半以上汗出，两足逆冷，须至次晨方止。述曾服定喘汤、小青龙汤及射干麻黄汤等都只能暂时缓解。

检查：舌苔厚浊腻，脉沉弦而缓。

分析：为寒湿挟痰饮郁伏。夜半为阴极阳升之时，伏邪随阳气内动，故发病总在此时。

中医诊断：哮病（寒邪挟水饮型）。

治则：散寒泄湿，抑阴扶阳，化痰涤饮，降逆定喘。

方药：见上。

二诊：1967 年 5 月 12 日。

胸闷大减，哮喘亦减轻。痰涎增多，鼻塞涕清，喉痒。此为宿病加新邪。原方去紫菀、款冬花，加桔梗 6 克，前胡 10 克。

三诊：1967 年 6 月 4 日。

服上方后，鼻塞涕清喉痒已平，但常觉身热如火，背冷似冰。若被覆过暖，则立即热炽汗出。如能咳吐大量痰涎，则寒热悉平。此为痰饮阻遏，阳气不宣。

用蠲饮六神汤加味。代赭石 15 克，旋覆花 10 克，陈皮 10 克，法半夏 10 克，枳实 10 克，茯苓 15 克，白术 10 克，石菖蒲 10 克，远志 10 克，小薤白 10 克，瓜蒌皮 10 克，生姜 3 片。清水加酒一杯同煎。

四诊：1967 年 6 月 15 日。

胸热背寒皆平，唯哮喘仍发，发则上身汗出，下肢逆冷。拟清上温下。

1. 黑锡丹。每日 3 次，每次 3 克。开水送下。

2. 汤方。杏仁泥 10 克，紫菀 10 克，百部根 10 克，炙白前草 10 克，海蛤粉 10 克，旋覆花 10 克，款冬花 10 克，海浮石粉 15 克。

五诊：1967 年 7 月 28 日。

月来哮喘未发，咳嗽全平。有时痰在喉间难出，夜难入寐。

拟用：

1. 黑锡丹。每月服 3 次，服法同上。

2. 汤方：法半夏、瓜蒌皮、茯苓、陈皮、炒枳实、旋覆花、杏仁泥各 10 克，竹茹、甘草各 6 克。3 剂。与黑锡丹同用。

（二）热喘

热喘多发于夏季，发则咳喘气促，声如曳锯，汗出恶热，脉象洪数，舌红苔少，有时得热则喘，得凉则安，所以冬季病愈，春暖病发，暑季则剧。

本病由肺经原有伏热，或寒邪久伏化热，再由外热引动内热，所谓“诸逆冲上，皆属于火”。

治宜辛凉宣散，降气平喘，清热化痰。

方药：加味麻杏石甘汤。生石膏粉15克，麻黄、桔梗、甘草、杏仁泥、款冬花、紫菀、前胡、炒枳壳、瓜蒌皮各10克。水煎，分3次温服，可连服5剂。

注：麻杏石甘汤为治肺家热证之主方，以麻黄宣肺散热，杏仁降气定喘，石膏味甘辛性寒而清热，甘草性味甘平补土泻火而生金，更加瓜蒌皮、枳壳去郁热而祛痰，款冬花、紫菀能润肺而降逆，前胡畅肺气而降火化痰，桔梗入肺经开滞泻热。

病例一：李某，男，16岁。

初诊：1965年8月19日。

主诉：咳则发喘已8年，近发一月。

现病史：8年前，发生咳且喘。秋冬稍缓，春夏更剧。终年咳喘，屡治无效。白昼喘轻，入夜加重。近一月来，病发较剧，喘促痰鸣，声如曳锯，不能平卧。

检查：视形体黑瘦矮小，喉中痰响，脉象浮洪有力，舌苔薄白质绛。

分析：此热在肺胃郁伏已久，始终未得宣清。

中医诊断：热喘。

治则：用辛凉重剂，清热宣肺，祛痰平喘。

方药：见上。

二诊：1965年9月6日。

断续服上方7剂，咳喘基本痊愈，有时寐中发喘，得凉则安，此肺胃郁热尚未全清。方用：生石膏15克，炙麻黄、橘络各3克，苦杏仁、款冬花、瓜蒌皮、炒枳壳、前胡、紫菀各10克，桔梗、生甘草各6克。3剂。

附记：1967年3月17日，患者家属来云：从前年服药后，至今咳嗽未发，亦不作喘，身体较以前显著发育，身高大增，并参加大串联，曾往北京、上海、湖南各地，在外数月，从未发咳喘，特来致谢。

病例二：张某，女，4岁。

初诊：1959年2月6日。

主诉：咳喘发热20天。

现病史：20天前，初出疹挟滞，继以溺水受寒，因之咳嗽喘促发热、窍闭。经几家大医院医治，武汉儿童医院诊断为肺炎，武汉市传染病医院诊断为白喉。治疗二旬谓肺穿孔（X光照片有空洞），转武汉同济医院，经急诊抢救4日，仍不见效。遂乃决心改服中药，以尽人事。

检查：视患儿形瘦色白，唇口焦干，喘促不宁，声音嘶哑，瞪目直视，鼻煽孔张。诊脉浮细无力，舌红苔黄腻，喉间痰响，声如曳锯，病势十分沉笃。

分析：病孩痰热内蕴，复感寒邪，致肺气壅闭，不得宣降，肺气夹痰热上逆。

中医诊断：热喘。

治则：宣肺平喘，清热化痰。

方药：见上。

二诊：1959年2月8日。

其母代诉：服上方2剂后，病已好转，喘促大减，神气转佳。医院敷安福消肿膏后，又复音哑气喘，病反增剧。此因解衣敷药，寒邪外搏，非服上药之过，实为肺热已除，但原水饮尚存，寒邪外加，外寒引动内饮，阻闭肺气，而使病反剧。拟小青龙汤加味。

方药：干姜 1.5 克，桂枝 1.5 克，酒炒白芍 3 克，细辛 1.5 克，紫菀 10 克，麻黄 2.5 克，五味子 1.5 克，法半夏 3 克，生石膏 15 克，甘草 2.5 克，杏仁 3 克（研，去皮尖）。2 剂。

三诊：1959 年 2 月 9 日。

喘减过半，痰咳减轻，唯呕吐仍频，舌苔中心灰黄浊腻。此中焦宿滞挟寒邪格拒。拟消滞温中散寒法。

方药：苦杏仁 6 克，砂仁 3 克，法半夏 3 克，莱菔子 3 克，炒建曲 6 克，甘草 3 克，紫油朴 3 克，陈皮 6 克，炒枳壳 3 克，山楂炭 10 克，稻麦芽各 10 克，煨姜 3 片。2 剂。

四诊：1959 年 2 月 10 日。

再诊吐逆大减，痰咳如前。仍以二诊方续服 2 剂。

五诊：1959 年 2 月 12 日。

痰咳呕逆均减，唯大便燥结。仍宗上方加紫菀 10 克，陈皮 3 克。2 剂，2 日服完。

六诊：1959 年 2 月 14 日。

便通思食，面有笑容，一切俱属佳象。唯咳嗽痰响，声音仍嗄，拟前方损益。

方药：炙麻黄绒 2.5 克，米炒葶苈子 2.5 克，苦杏仁（碾，去皮尖）6 克，炙甘草 3 克，紫油朴 3 克，款冬花 3 克，姜制半夏 3 克，炒苏子 3 克，冬桑叶 3 克，前胡 3 克，桔梗 2.5 克，生姜 3 片，大枣 2 枚。2 剂。

七诊：2 月 16 日。

咳嗽减大半，呕逆已愈八九，知饥思食，夜寐甚佳。舌苔灰黄转为白润，脉仍细弱。因届春节，不能羁留武汉，嘱回乡后，续服上方 12 剂。

八诊：3 月 20 日。

服上方至3月上旬，咳喘已愈，唯声音仍嘶哑，仍宗上方服用。

九诊：4月20日。

服上方至4月中旬，声音始完全恢复正常。告之不用再服药，只用饮食调养，注意寒温起居。

（三）痰喘

痰喘可见喘促气急，呼吸极端困难，眼闭口张，颈项肿胀，面唇色青，胸廓膨隆，四肢厥冷，口出白沫，喉中痰鸣如曳锯。

本病为痰饮水气，闭塞肺络，肺气不降，上逆作喘。

治当苦降辛开，化饮泄闭，降逆定喘。

方药：加味葶苈大枣泻肺汤。葶苈子（米炒）、桔梗、前胡各10克，苦杏仁、炒枳壳各15克，炒莱菔子30克，大枣7枚。水煎，频频灌服。1日1剂。

注：本病为痰饮或水气阻塞肺络而喘促，故用葶苈子苦辛大寒泄肺中水气以定喘，大枣甘温补脾土，更加枳壳、前胡、杏仁、莱菔子之苦辛甘平利肺下气化痰，桔梗之苦平开胸利膈。

病例：聂某，女，10岁。

初诊：1928年7月5日。

主诉：喘促已3日。

现病史：3日前由劳累汗出，渴饮凉水，当夜发热咳嗽，痰少气逆，次晨就医，认为天花不出，投保元汤加高丽参10克，服药病转恶化，喘促气急，眼闭，口张，项肿，唇青，胸廓膨隆，四肢厥逆，口吐白沫。

检查：窍闭不语，喉中痰鸣如曳锯，舌苔白腻，脉象浮滑寸大。

分析：此热被寒束，水饮停蓄于先，妄投温补，肺气壅闭于后。

中医诊断：痰喘。

治则：治宜苦辛开降，重剂以泄肺邪。

治法与方药：

1. 按摩肺俞穴不停，暂缓其喘促。

2. 用莱菔子60克（炒）煎汤，每次徐徐灌服数匙，1小时1次。

3. 用上方药加葶苈子至30克，水煎三沸，分7次服，每隔2小时1次，少少与服。

二诊：1928年7月6日。

用炒莱菔汤后，立时喘减气缓，目开声出，长叹呼娘。续用方药3一剂后，气平喘止，唯余咳嗽，时吐白痰，拟轻苦微辛之法。

方药：苏叶、苦杏仁、瓜蒌皮、炒枳壳、陈皮、前胡、厚朴花各10克，桔梗、炙甘草各6克。水煎服3剂以除余邪。

附记：患者病发时，家中一时无药，只有莱菔子可以利用，取其辛能入肺，熟则长于降气、化痰、开胸、利隔、止咳、定喘，更重按肺俞，故亦能救急。

服二诊方3剂，病已痊愈。20年后，见患者仍健康无疾。

（四）下元虚寒喘

此证系素体虚弱，表现为经常短气畏寒，常于夜半突然发喘，坐不能卧，俯不能仰，脉象沉细，身半以上汗出，两足逆冷如冰。

此病乃肾气大亏，下元虚冷，再受寒邪侵袭，致虚阳浮越于上，气不归原，夜半为阴极阳升之时，虚阳随阳气上升而上逆为喘，所以病发较甚。

方药及用法：

1. 黑锡丹 30 克，分 4 次服。高丽参 10 克熬汤送黑锡丹，每隔 3 小时 1 次。如无高丽参，可用党参 60 克代之。

2. 汤方：麻黄、杏仁、芍药、法半夏、款冬花各 10 克，桂枝、干姜、细辛、五味子、甘草各 3 克。加水 2 磅，熬成 1 磅，一剂分 3 次温服，每隔 4 小时 1 次。

注：丸药黑锡丹，以治真元亏惫，阳气大虚，肾不纳气，虚阳浮越之证，并有升降阴阳，除痰定喘等多种功效。用参汤吞服，则培元固本、补肾纳气之功更显。汤用小青龙加味以散寒除饮，是标本兼治之法，所以收效更速。

病例：李某，女，47 岁。

初诊：1934 年 12 月 25 日。

主诉：哮喘已 30 年。

现病史：30 年前即生哮喘，反复发作。本年春初病又发，经中西医治疗（药名不知），调理向安。昨晚自觉气逆息促，坐以待旦，今晨喘咳气促更剧，自用上年所服葶苈大枣泻肺汤合千金苇茎汤，不料喘逆更甚，现喘促痰鸣，吸短呼长，抬肩陷肋，痰涎甚多，吐之不尽，四肢厥冷，小便频数澄清，汗出如洗。

检查：视面色发绀，舌淡胖苔白滑，脉象深伏。

分析：患者本有喘病史，久病伤及正气，致下元虚损，命火衰微，再感客寒，外内合邪，痰饮挟冲气上逆，下虚上盛。

中医诊断：哮证（下元虚寒喘）。

治则：宜纯阳大热之剂，补火祛寒，镇固摄纳，防有厥脱之虞。

方药：见上。

二诊：1934年12月26日。

患者喘逆如昨，息促肩摇，肢冷汗出，目眶凹陷，危状卒呈，询昨夜服药状况，云：当时服第一次黑锡丹后，喘汗渐见减轻，能俯几假寐，因恐黑锡丹过于燥热，由于病者素性畏燥，所以未敢再药，讵至天尚未明，喘逆又发，此时更剧。特请再为诊视，并希鉴谅！遂令再取黑锡丹照方与服，并告以病因时令气候及人之虚实而变异，药因人体强弱及时序寒热而运用，岂能胶柱鼓瑟，坐误病机。更立汤剂于下。

汤方：见上。黑锡丹用参汤送服照旧。

三诊：1934年12月29日。

据云：二服黑锡丹后连吐胶痰碗许，随着肢体转温，喘平，汗收，呼吸正常；再服汤剂，已能平卧；醒后思食，二便正常，有时吐出胶痰一至二口。诊脉浮弦缓滑，舌淡苔白薄，此余邪已微，宜用甘平微温之品，驱除余邪。

方药：款冬花、白茯苓、川贝、半夏、白术各10克。苦杏仁、桂枝、橘红、炙甘草各6克。3剂。

四诊：1935年1月10日。

服上方10剂后，喘息全平，吐痰极少，舌淡苔少，诊脉浮而缓，宜人参蛤蚧散常服以善后。一日两次，每次10克，温开水送下。

（五）咳喘肿胀

本病咳嗽、恶寒、发热、头痛，渐至面目肢体浮肿，更加气逆喘促，呼吸不利，口渴无汗，小便不利，舌苔白滑，脉浮弦紧。

其病由于外感风寒，肺失肃降，水道不能通调，水停不行，以致泛滥肌表，发为喘胀。

治以辛温发表以宣肺，甘淡利湿以理脾，用苓桂术甘汤与麻黄汤加味以开鬼门，洁净府。

方药：麻黄、桂枝、桔梗、炙甘草各 6 克，杏仁泥、白术、茯苓、陈皮、前胡各 10 克，姜皮 2.5 克。水煎，分 3 次温服。

注：本病由外寒未解，更加水气泛滥于皮肤之间，是以咳喘肿胀，故用麻黄、杏仁、甘草、桂枝、茯苓、白术等，是合苓桂术甘汤、麻黄汤，更加桔梗、前胡、陈皮、姜皮组成，以发汗解表，止咳定喘，消肿退热。

病例：张某，女，13 岁。

初诊：1938 年 3 月 15 日。

主诉：咳喘浮肿 10 天。

现病史：10 天前病感冒，发烧、头痛、咳嗽，曾服解表之剂而愈。但咳嗽未除，面肢逐渐浮肿，更加气促作喘，呼吸不利，口渴，无汗，小便不利。

检查：脉浮弦而紧，舌苔白滑。

分析：此为水湿之气郁而不宣，泛溢于肌肤，故生喘肿。

中医诊断：咳喘、肿胀。

治则：解表泄湿。

方药：见上。

二诊：1938年3月18日。

服上药3剂后，汗止，喘平，浮肿大减，咳减，不渴，脉浮而缓，舌苔仍白。此外邪得解，水气得行，肺已恢复清肃下降之机，故汗出渴止，然湿邪尚未全去，仍宗上方加减为法，原方减麻黄、桂枝剂量（各3克），加薏苡仁、冬瓜仁各10克，3剂。

三诊：1938年3月22日。

服上方后，浮肿全消，尚余咳嗽未清。拟轻苦微辛之品善后。

方药：冬桑叶、苦杏仁、薏苡仁、冬瓜子各10克，桔梗、前胡、甘草、炒枳壳各6克。2剂，水煎服。

（六）肺虚喘证

此病常阵发性喘息，发则坐不能卧，抬肩陷肋，呼吸气短迫促；汗出肢冷，脉象弦数，舌苔白滑，舌质紫暗，痰多色白，极难咳出。

病因为肺气大虚，真阴亏损，阳气浮越，痰饮内盛。

治宜补肺益气，益阴和阳，潜镇摄纳，化痰涤饮。

方药：白石英粉30克，青黛拌蛤粉15克，北条参、煅牡蛎粉各25克，川贝母、炙紫菀、款冬花、法半夏、远志肉、白茯神、冬瓜子各10克。加水3磅熬成1磅，一日分3次服。加用西洋参15克炖汤兑入药汁中。

注：本病为阴虚阳浮，气不归原。故用西洋参、北条参补肺益气、滋阴增液，白石英温润化痰，重镇摄纳；青黛拌蛤粉清热化痰，治咳逆上气；茯神、远志、龙骨交通心肾，止汗定喘；款冬花、紫菀润肺化痰；法半夏、贝母下气除

痰；冬瓜子益气除烦。

病例：徐某，男，57岁。

初诊：1962年2月20日。

主诉：哮喘十余年。

现病史：十多年前患哮喘，发作无时，去冬以来，渐发频繁，近来病势增剧。喘息呈阵发性，发则坐不能卧，抬肩张口肋陷，气短，汗出肢冷。昨晚神识昏糊，时有呓语，胸背烦热难耐，呼吸迫促，咳嗽痰多，色白起泡，痰不易出，咳剧则呕逆，食思缺如，大便数日一次，小便尚可。

检查：神靡气弱，语声低微，舌质晦暗，苔白厚而腐，诊脉弦劲而数，太溪脉沉如无，人迎、气口、趺阳脉尚相应。

分析：病属肺气大虚，真阴亏损，阳气浮越，痰饮中阻。

中医诊断：肺虚喘证。

治则：益阴和阳，镇固摄纳，化痰涤饮，补肺降逆，缓中定喘。

方药：见上。

二诊：1962年2月23日。

服药3剂，喘咳气逆烦热大减。昨晚尚能静卧，子时后微有喘息，移时即安。今诊神气转佳，面色明润，语声清晰，痰咳轻微，呕逆已平，舌质红润苔仍白滑，中后厚腻，脉象弦数，右盛于左，间有结代。显系湿阻热郁，阴亏不能和阳；加之病久体虚，用药后虽获暂安，但正气未能遽复，邪亦不能骤去。当依前法续进，以瞻后效。

方药：同上。

三诊：1962年3月5日。

服上方十余剂，喘息早平，各症均已，舌苔已退，脉弦转缓。系阴气渐复，阳气潜藏，为阴平阳秘之佳兆，仍宗甘平微温，益阴和阳法，冀求除根。

方药：白石英30克，生龙牡各25克，海蛤粉18克，朱茯神、南沙参、竹茹各15克，杭寸冬、川贝母、丹参、紫菀、款冬花、花粉、法半夏各10克，远志肉6克。

（七）肺肾俱虚喘证

经常咳嗽，痰多色白，或稀或稠，动则呼吸促迫，步行或轻微劳动，亦气短不续，吸短呼长，甚则张口抬肩，面紫汗出，胸部膨大，显著向前突出，脉象滑数，舌红苔白而滑。

病因久病及肾，下元空虚，因膻中为气之海而肺主出气，命门为元气之根，而肾主纳气。今肾气大虚不能摄纳真气，故短气不足以息，古人称为肾喘。临床上西医诊断为肺气肿患者气短不续，动则喘甚者，多属肺肾俱虚所致。

治当补肺滋肾，益气生精，止咳定喘。

方药：全蛤蚧1对（酥炙），红参、川贝母、炒知母、桑白皮、桔梗、前胡、款冬花、苦杏仁、粉甘草、白茯苓、广陈皮、党参、北条参各60克，姜半夏30克。上药除蛤蚧酥炙令枯外，余药共炒焦，合研极细末。发病时，每次服3克，每日服3次，开水送下。不发病时，每次服1.5克，每日饭前服2次，症状控制后，可停药观察。

注：人参蛤蚧散，药只八味，原用以治肺痿失音，咳唾脓血。今用以治肺气肿，因人参甘平，大补元气而治虚咳喘促；蛤蚧咸平（或云甘温），补肺润肾定喘；茯苓、甘草甘平益气，治烦满咳逆；贝母、知母苦辛性寒而清肺化

痰；杏仁苦辛甘温治咳逆喘促；桑白皮甘辛而寒以治肺气喘满；更加党参以补阳气，条参以补阴液；半夏、陈皮以行气化痰；前胡、桔梗以利膈止咳；款冬花，润肺化痰。组合成剂。本方以大补肺肾而培真元之气为主，定喘止咳、降气化痰为辅。

病例：阮某，男，58岁。

初诊：1972年9月26日。

主诉：患哮喘二十余年。

现病史：1950年患咳嗽，继生哮证，逐年加重，近年来，病更沉重。经常因感冒而咳嗽、气促，动则喘甚，外出散步也不能成行。一个月前，因感冒诱发，遂入某医院住院治疗，诊断为：①喘息型慢性支气管炎；②肺气肿；③肺弥散功能障碍。现咳逆倚息不得平卧，呼吸急促，吸短呼长，张口抬肩，语声低弱，说一句话须停歇数次方能讲完，起坐均要人扶持，咳嗽痰多，色白质黏，汗出肢冷，脑转耳鸣，腰膝酸软。

检查：精神萎颓，面色暗紫，胸廓膨大，显著前突；舌暗淡质胖嫩苔白薄；诊脉缓细而弱，寸略浮，尺部空乏。

分析：久哮及肾，下元亏损，肺肾俱虚，肾不纳气，而生上症。

中医诊断：肺肾俱虚喘证。

治则：补肺滋肾，益气生精，止咳定喘。

方药：见上。

二诊：1972年12月28日。

服上药3个月后，咳喘基本治愈，已能平卧，呼吸均匀，行止坐卧，再不需他人挟持，能自行缓慢活动。除动急仍有气促外，余无不适。脉缓弱，舌暗淡，苔薄白。仍宗上方再服。

三诊：1973年11月2日。

又服上方10个月，咳喘已平，呼吸、行走均如常人，饮食二便均可。现动急，喘亦轻。脉和缓偏弦，舌红苔薄白。仍按前方断续服用，以保无虞。

肺　痨

（一）肺痨

肺痨，《内经》中虽无此病名，但其临床表现早有清楚的描述。经历代医家不断探索，认识逐渐深化。其表现主要有咳嗽，痰中带血，胸中隐痛，每日午后潮热，两颊发赤，盗汗食少，形体消瘦，脉象细数，舌红苔少，神倦乏力等。

其病因多由肾阴虚致水亏火旺，肺被火灼，则阴液日耗，正气大伤，痨虫乘虚侵蚀肺脏而成。古称“尸注”“鬼注”。说明外有明显传染性，内则可传变五脏，其中尤以肺肾最突出。

治当先用清热养阴，润燥化痰，止血镇咳，抗痨杀虫；继用培元固本，补土生金，肺脾肾同补。

方药与用法：

1. 汤方：冬桑叶、天门冬、紫菀、冬花、百部根、甘草、枇杷叶、杏仁、桔梗、前胡各10克，川贝母6克，白茅根30克，加水浓煎，分3次温服，可连服十数剂，亦可间日服1剂。

2. 膏剂：太子参、北沙参、明玉竹、怀山药、白茯苓、天门冬、杏仁、生熟地各120克，生甘草、紫菀、百合各

60克，五味子、川贝母各30克，白茅根25克。

制法：上药多加水煎两次，滤去渣，另用冰糖1500克，先烊化熬至滴水成珠，后加入药汁收成膏，瓷瓶密贮。埋入土中7日后取出。服法：每次服一大匙，滚水化下，日服3次。

加减法：若骨蒸潮热较重者，可于汤方中加秦艽10克，地骨皮10克，鳖甲15克，知母10克；若盗汗甚者，可于汤方中加五味子、浮小麦各10克，煅龙牡粉各15克；若心烦易怒者，可于汤方中加炒栀子10克，胡黄连10克；饥不欲食，口干欲饮，可于汤方中加南沙参30克，天花粉15克，石斛10克；若咯血重者，可用膏剂；若经透视或拍片见肺内有空洞者，于膏方中酌加炙黄芪240克，丹参120克，紫菀60克，可促使肺空洞闭合。

本病以肺损络伤，咳嗽，咯血，潮热，食少形瘦为特征。故用白茅根、甘草、天冬，清热滋阴；贝母、紫菀、冬花，润肺止咳，化痰止血；桑叶、桔梗、前胡开畅肺气；枇杷叶利气消痰；百部根既能清肺热止咳嗽，又能杀痨虫治骨蒸潮热之传尸痨。但此汤药方先用以治肺痨病之标，还须膏药方续服以治肺痨病之本。前人常借朴素唯物论五行母子相生之理论来解释五脏相互促进之机理，故肺以脾为母，肾为子，如脾虚则肺之生气失养，肺虚则肾之化源告竭。治法虚则补其母，即肾虚当补肺，肺虚当补脾。而本节膏方不仅遵从上理，而且同补脾肺肾三脏，其力更峻，其效更捷。故用太子参、山药、茯苓、甘草以补脾，北沙参、天麦冬、百合、玉竹、杏仁以补肺，生熟二地与五味子以补肾，加紫菀、贝母、白茅根以止血润肺，重用补中益气、止痛解毒、除众病，和百药之蜂蜜合上药熬膏常服，使土旺金生水足，土旺则脾不受制，金生则肺不受刑，水足以滋肺则百脉调和，肺痨自然可愈。

病例：喻某，男，29岁。

初诊：1959年10月24日。

主诉：肺痨发现已2年。

现病史：2年前因久咳不止，武汉某医院拍片诊断为浸润型肺结核。经常咳嗽，痰黏，色绿，气腥，时发时止。近来久咳不止，痰中带血，胸脘饱闷，饥不欲食，口干苦，喜饮冷水。

检查：舌红苔薄白，脉象浮弦而数。

分析：此系肺损络伤，为虚劳之病。兹当深秋燥气司令，更因本体肺胃热炽，燥与热结合，津液受伤，复染痨虫，所以见症若此。

中医诊断：肺痨。

西医诊断：浸润性肺结核。

治则：清燥泻热，润肺祛痰，止血镇咳。

方药：在上汤方药中加知母、花粉各10克。

二诊：1959年10月27日。

咯血已平，咳嗽已减，痰色转白，气已不腥，胸脘饱闷稍宽，唯食思不强，口干欲饮，舌红苔白而糙。是肺热虽轻，胃阴未复。

方药：南沙参、白茅根各15克，天花粉、天门冬、杏仁、生谷芽、款冬花、紫菀、鲜石斛、生甘草各10克，川贝母6克（研细末，分3次冲服），橘络3克。

三诊：1959年11月3日。

服上方5剂后，知饥思食，纳食增加，口已不干，但仍轻咳痰白，舌红苔白而干，此乃肺胃之阴尚未全复，余邪未尽之证。仍汤方续服5剂，用膏方一料。

附记：3年后，其妻来云：服药后，经某医院复查，病已痊愈，至今再未复发。

（二）肺痨咯血

肺痨日久不愈，形瘦食少，盗汗潮热，经常咳嗽，但有些咳嗽不带血，有时痰中带有少量血丝，今乃大量咯血，甚至咯血盈碗成盆。

此病由为阴虚火盛，肺损络伤。

治法：张锡纯有补络补管汤，今师其意，自拟二方，按脉象与血色择而用之。如脉洪数，血色紫暗，此属血热壅盛，血络大伤，急予清热泻火，凉血止血，应用第一方；如血色鲜红，脉象细数，此为血热不甚，血络小损，治宜补血收敛，复损止血，用第二方。

方药与用法：

1. 锦纹大黄（酒炒）、黄连、黄芩各10克，生地黄30克，侧柏叶60克，加水熬浓汁，分3次温服。本方可一日服两剂。

2. 白及粉60克，三七粉、血余炭粉各30克。3味药共研极细末，每次6克，米汤调成稀糊状服，每日3次。如用真正藕粉和药末，滚水调成稀糊状亦可。如用西洋参熬汤送药则更好。

注：脉象细数应用第二方，决不能用第一方。反之，前一症用第一方时，若能兼用第二方则效果更显。

肺痨大量出血，当由肺损络伤所致。治法要以脉象与血色为主，而用泻火止血与收涩止血两法，如脉洪大是火盛之象，血紫暗是血热之证。故用大黄黄连泻心汤加生地黄、侧柏叶以泻火而凉血止血，火降热平，则血自不妄行。如脉象细数，为阴虚之象，血色鲜红为血热不甚之证。故用血余炭、三七、白及共为粉末，补血止血，收涩复生所损伤之肺络，则血自止。或谓本方无补药，是不知三七乃补血之圣药，赵学敏称昭参。其引《宦游笔记》云："其味微甘而苦，颇类人参，人参补气第一，三七补血第一，味同而功亦相等，故人并称曰人参、三七为药品中之最珍贵者。"今人每用三七只知其能止血消瘀，不知其为补血第一良药，特表而出之。

病例：曾某，男，28岁。

初诊：1963年3月28日。

主诉：患肺痨已10年。

现病史：10年前，经武汉同济医院诊断为肺结核，常午后低热，咳吐绿痰，有时痰中带血，反复发作。1个月前，又现咳嗽，偶有痰中带血，逐渐加重。近一周来，咳吐大量鲜血，胸中时作隐痛。进食量少，午后潮热，五心烦热，盗汗颧赤，神疲乏力。

检查：精神萎靡，形体消瘦，面色苍白，舌红苔少，脉浮洪大而数。

分析：此阴虚热盛，肺损络伤。

中医诊断：肺痨咯血。

治则：宗"急则治标，缓则治本"原则，清热泻火，凉血止血。

方药：方1、方2二方合用。

二诊：1963年4月1日。

服上方3剂，血出减少，但血色紫暗，成片成丝；咳嗽仍剧，余症如前。此瘀血未清，宜用辛凉甘平之剂，养阴，清热，润肺，止血，通络，破瘀。

方药：前胡、桔梗、百部、桑叶、天门冬、枇杷叶、生紫菀、杏仁、冬花、丹皮各10克，郁金、生甘草各6克，白茅根15克，川贝母6克（研细，分冲），当归须3克。3剂。

三诊：1963年4月4日。

服上方后，咳嗽大减，痰中微带血丝，脉数渐平，舌色浅红，此肺阴将复，血热渐清，络瘀欲去之象。

方药：按二诊方去丹皮，加丹参10克，破宿血，生新血。3剂。

四诊：1963年4月8日。

服上药后，瘀血全止，微有咳嗽，知饥思食，宜用膏剂。

方药：太子参、寸冬、百部根、紫菀各30克，天门冬、北条参、南沙参、干百合、生熟地、怀山药、薏苡仁、枇杷叶、款冬花、甘草各60克，五味子15克。清水熬浓汁，去渣，加冰糖1000克，烊化收膏（埋土中7日，以去火气）。每次一大匙，开水化服。

五诊：1973年4月12日。

患者服上方后10年未发病，近病发，大吐血不止，自服汤药不效而就诊。

方药：白及粉30克，三七粉10克，血余炭10克，共研极细末，每服6克，米汤送下。续用四诊膏方。

六诊：1973年10月26日。

服膏方二料，已无任何不适。经武汉市结核病防治医院拍片检查，原结核病灶已钙化。嘱再服膏方一料，以巩固疗效。

咯血（支气管扩张咯血）

本病既往无肺痨病及胃出血史，只觉胸中有轻微热痛感，忽觉喉头如有物而作痒，或咽中微有血腥味，即随咯而出，一般无发热恶寒现象。有不咳嗽吐痰而纯咯血的；也有咳痰带血的，但痰与血界线分明。如兼感外邪，则大量咯痰，其痰在搁置后常分三层。咯血无定时，血量或多或少；有的咯血数口或断续咯血数日而自止。不发病时身体如常人，病时脉象浮数无力，舌红苔白。

病因肺气先虚，阴火内盛，肺络损伤。

治法：以甘温平剂，益胃润肺，滋补气血，清热凉血。以食物疗法与药物疗法并施。

方药与用法：

1. 食物疗法：百合鲜者 90 克（干者 60 克），冰糖 60 克，活鲫鱼 1 条（大者佳，250 克以上可用），将百合洗净，分片；鲫鱼去鳞、肠杂及腮，洗净；将冰糖放鱼肚内同百合放入锅中，加适量冷水，火上煮熟，不加油盐酱醋，吃鱼、百合，并喝汤，能在 1 个月内吃 5 ～7 次为好。

2. 药物疗法：北条参、生黄芪、白术、白茯苓、甘草、陈皮、半夏曲、炒黄芩、五味子、生地、丹皮、山药、薏苡仁、百合各 10 克。水煎，分 3 次温服。1 日 1 剂，5 剂为一疗程。

忌鸡、鸽、牛、羊、狗肉，猪头，猪蹄，虾，蟹，鲤、鲇、河豚、黄颡鱼，葱，蒜，姜，椒等发物，更不能喝酒。

支气管扩张咯血，中医古籍无此病名记载。临床类似证情甚多，根据脉浮无力为气虚之象，脉数为火盛之证，咯血为络伤所致，所以采用甘平微温治内伤咯血之民间验方。取百合之甘平，补肺益气止血；冰糖甘平，生津泻火；鲫鱼甘温，益胃和中以补肺气。方2，则以罗天鹏之《集验良方》中吐血良方，取六君子汤加山药、百合、黄芪、薏苡仁以补中益气、健胃润肺，以丹皮泻血中伏火，黄芩泻火坚阴，生地凉血滋阴，五味子敛肺止血。所以用于临床，不仅治支气管扩张咯血有效，对肺痨虚损吐血、胃病络伤呕血，也能收到一定效果。

病例：廖某，男，24岁。

初诊：1968年8月21日。

主诉：每月周期性咯血年余。

现病史：去年出现咯血数口，继之每月周期性吐血一次，病情逐渐加重，吐则盈碗成盆，屡治未效，每当吐血前后都有黑色大便数日。

检查：脉象浮大而数，按之芤；苔白而薄，舌质红绛。

分析：咯血日久，肺胃两伤，气血大亏，阴火内盛，络脉受损。

中医诊断：咯血。

西医诊断：支气管扩张咯血。

治则：益胃润肺，气血两补，滋阴清热，凉血止血。宗罗天鹏《集验良方》中治吐血神效方法，另加民间止血有效之食物疗法。

方药与用法：见上。

附记：4年后，经介绍人走访，患者服药15剂，吃鲫鱼10次，从此再未吐血，至今无恙。

脾胃肠病证

急性胃肠炎

患者先觉脘痞闷胀，次则腹中剧痛，继则呕吐酸馊食物及泻利稀黄水，便中带不消化残渣，甚则脱水，目眶凹陷，精神疲乏。

《丹溪心法》谓："内有所积，外有所感，致成吐泻。"本病多由饮食生冷不洁的，或腐败有毒的、有刺激性及难于消化的食物，使脾胃之阳俱伤。胃阳伤则吐，脾阳伤则泻。

治当芳香化浊、祛湿安胃、理脾和中。

方药：藿香正气散加减。藿香、厚朴、法半夏、陈皮、炙甘草、苍术、白术、紫苏、神曲各10克，白茯苓15克，黄连、吴茱萸各5克，生姜3片。水煎，分数次温服，可连服3剂。

注：此病为脾胃阳伤，升降运化失常，则吐泻交作。故以藿香、紫苏芳香解秽；半夏、陈皮、生姜和胃止呕；苍术、白术、甘草、茯苓健脾止泻；厚朴、神曲理气调中，消食开胃；吴茱萸、黄连温中下气，泻火燥湿，并治吐酸。凡一切饮食不洁引起的吐泻病，都可用本方治之。

病例：龚某，女，45岁。

初诊：1974年12月4日。

主诉：呕吐腹泻已两天。

现病史：述前天下午因过食辛辣，即发生呕吐腹泻伴脘腹痞胀疼痛，呕吐物为进餐饮食，泻下物为稀黄水及不消化食物，一日泻达十余次，便质臭秽。

检查：精神萎靡，目眶凹陷，舌红苔淡黄而腻，脉濡。查大便常规：红细胞 +，脓细胞少许。

分析：因过食辛辣及不洁食物，损伤中阳，使脾阳不升，胃气不降。胃气不降则呕吐，脾阳不升则泄泻。

中医诊断：呕吐、泄泻。

西医诊断：急性胃肠炎。

治则：安胃理脾和中。

方药：见上。

二诊：1974 年 12 月 7 日。

服上方 3 剂，呕吐泄泻均愈。近一月来，经潮两次，每次七八天方净，色鲜红量多。带下色黄，有臭味，经期腰痛，头昏，四肢麻木。诊脉细数，舌红苔少。此乃阴虚火旺，热伏冲任，迫血妄行，宜滋阴泻火，凉血止血。

方药：柏叶炭 60 克，仙鹤草 30 克，阿胶 25 克，炙甘草、黄芩炭、当归、茜草炭、黄柏炭、黄连炭各 10 克，生地、熟地、白芍、乌贼骨各 15 克，川芎 5 克。

慢性胃肠炎

此病经常胃脘胀闷，按之作痛，食欲减退，嗳饱气逆，时有恶心呕吐，头痛眩晕，腹中雷鸣，大便有时燥结数日不行，有时稀溏带黏液，日下三五次，绵延数月或数年。

主要由饮食饥饱不均，导致脾胃衰弱，日久中焦阳微，失其健运，故胀闷纳少。湿热蕴于下焦，气机滞阻，故便结或溏。

治宜温中扶阳，健脾益胃，利湿除热。

方药：七味白术散加味。藿香、葛根、茯苓、焦白术、炙甘草、法半夏、党参、陈皮、木香、枳壳、黄芩炭各10克，桂枝5克，生姜3片。水煎，分3次温服，10剂为一疗程。

注：本证乃中焦阳微失运，下焦湿热滞阻，故用参、术、苓、草、陈、夏、桂枝，扶阳补气以温中涤饮；藿香、木香、葛根芳香化浊以升阳行气；黄芩炭以除大肠湿热；炒枳壳以散胃肠气滞；引以生姜开胃调中。凡肠胃日久失调，纳少便通不整，可以本方治之。在此必须说明，急性与慢性胃肠炎，乃临床常见之病，急性胃肠炎以藿香正气散、平胃散、左金丸综合加减，慢性胃肠炎是以七味白术散加减。

病例：夏某，男，34岁。

初诊：1969年4月3日。

主诉：腹痛、大便溏结不调已两年余。

现病史：两年前因饮食不洁致吐泻，常常发作，但时而亦便秘。近一周来，病又复发。脘腹胀闷作痛，甚则牵连脐周小腹；纳少呕恶，嗳气不除；腹中肠鸣，大便溏泻，便中常带黏液，一日四五次；伴头目眩晕。西医多次检查，未发现特异的病原体。

检查：面黄肌瘦，舌淡苔白，脉象濡缓。

分析：饮食不洁，湿热中阻，日久损伤中阳；中阳衰弱失运，故胸脘胀闷纳少；湿热阻滞，气机不畅，故大便溏泻或结。

中医诊断：腹痛。

西医诊断：慢性胃肠炎。

治则：温中扶阳，健脾扶胃，清热除湿。

方药：见上。

二诊：1969年4月7日。

服上方3剂，脘腹胀满疼痛、腹泻均减轻。但大便仍溏，解下不爽。仍宗上方加桔梗、槟榔10克续服。

三诊：1969年4月13日。

服上方5剂，脘腹痛胀已除，纳食增加，大便成形，为黄色软便，近两日均一日一次。病已痊愈，嘱不必吃药。

寒　吐

每日饭后觉脘中胀闷作痛，气逆嗳饱，食物随之吐出几口方快，其吐势较缓，常一口一口地呈间歇性呕吐。

《素问·举痛论》谓："寒气客于肠胃，厥逆上出，故痛而呕也。"本症由于食后寒邪侵袭，客于胃脘所致。

治当以苦辛甘热之剂，扶阳和中，温胃散寒，消食除胀。

方药：不换金正气散加味。茯苓15克，吴茱萸、炮干姜、法半夏、苍术、陈皮、藿香、焦山楂、炒神曲、炒麦芽、厚朴、炙甘草各10克，黄连炭5克。水煎，分3次温服。可服3剂。

注：寒邪客于胃中，胃失和降，致饭后胀满嗳饱，吐食几口方快。故用《局方》不换金正气散之苍术、厚朴、陈皮、甘草、半夏、藿香等辛甘苦温之药以治胃寒呕吐为主；又用丹溪方保和丸中茯苓、神曲、山楂、麦芽等酸甘咸温之药以开胃调中，消食除胀为佐；更加吴茱萸、炮干姜辛苦大热之药以温中焦而下气，除胃冷而守中；借黄连炒炭减轻苦寒之性味为引导入胃以逐寒而止吐。

病例：刘某，男，41岁。

初诊：1971年4月12日。

主诉：呕吐月余。

现病史：上月10日午餐后3小时发生呕吐，至今月余不止，述因食后得冷气，当即觉胃中不舒，气逆嗳饱，胀满难名，食物随嗳气、呕吐而出。现每食后半小时即发生吐逆，吐势较缓，多呈一口一口吐出所进食物，约五口左右，伴脘中时痛，纳少，脘腹胀满。

检查：精神不振，面色苍白，舌苔灰白，脉象弦缓。

分析：此寒邪侵入中宫，胃失和降之令，寒凝气机，故吐势较缓。

中医诊断：寒吐。

治则：当以苦辛之剂，温胃散寒，理脾和中。

方药：同上。

二诊：1971年4月17日。

述服完上方5剂后，呕逆全止，诸症皆平，唯原有肝炎宿疾，希能同时根治。

方药：山楂、茯苓、厚朴各15克，桂枝、白术、炙甘草、陈皮、法半夏、建曲、二芽、黄连、干姜各10克，吴茱萸6克。3剂。

三诊：1971年5月20日。

服上方后，觉腹中作响，如有物下行，感觉腹内舒畅，呕吐也一直未现。仍宗上方续服。

瘀血反胃

既往有劳伤吐血史，不时发作，逐渐频繁，每在饱食后，将食物带乌血块呕出。经各种检查，食道、胃部及十二指肠球部均未见异常或有出血灶。

本病为胃有瘀血阻遏，饮食物不能下行，因之食物与血一并呕逆而出。

治以苦辛酸甘复方，加化痰止血之品，安胃和中。

方药与用法：

1. 汤方。仙鹤草、仙桃草各 30 克，党参 25 克，茯苓、炒白芍各 15 克，炒黄连、乌梅肉、当归、陈皮、姜半夏各 10 克，吴茱萸、炒川椒、炮黑姜各 5 克。每剂加水 3 磅，煎取一半，分两日 6 次服完。

2. 白鹅（无鹅白鸭亦可）一只，先将鹅颈周围毛拔掉，洗净，再将鹅头宰掉，立刻口含鹅颈吸吮热血，一气饮完。

注：方中吴茱萸、炒川椒、炮黑姜辛苦大热除胃冷，降气逆，温中止呕。川黄连大苦大寒，燥湿开郁，凉血消瘀，配合黑姜、吴茱萸、川椒之辛热，乌梅酸涩而温，治噎膈、反胃、吐逆。半夏辛温，下逆气，止烦呕、反胃吐食。陈皮辛苦甘温，调中利膈，导滞消痰。当归甘辛苦温，和血散寒。白芍苦酸微寒，敛逆气，散恶血。党参味甘性温，补五脏，止呕哕、反胃吐食，治一切虚证。茯苓甘平，和中益气，止呕开胃。仙鹤草（即龙芽草）花紫者名紫顶龙芽，黄者曰金顶龙芽，《本草纲目拾遗》引《药镜》名石打穿，味苦辛性平，治吐血膈气，噎膈翻胃。蒋仪谓：“滚咽膈之痰，平翻胃之哕。”今制成仙鹤草素为治出血之常用药。仙桃草

（亦名接骨仙桃，又名活血丹）味甘淡辛温，治跌打损伤，劳损虚怯，吐血（屡用皆效）。配合民间经验单方（白鹅血），既能活血消瘀，又能止血解毒。前者合苦辛酸甘，降逆止呕，下气消痰，安胃调中，养血补气，散瘀止血；后者以血治血，同气相求，而治此瘀血导致之反胃。

病例：王某，女，16 岁。

初诊：1974 年 4 月 9 日。

主诉：吐血断续发作已两年，近发已二月。

现病史：两年前发生吐血，发作无定时，日趋加重。近二月来吐血不断，每日食后觉心烦嘈杂，先吐出食物，继则吐出淡咖啡色水液及紫暗血块。曾住武汉某医院二次，吐血仍未痊愈，故转来就诊。现呕出紫暗色血块及血水，呕吐时伴心慌、头晕、肢体震颤，纳少，腹胀。

检查：面色苍白，唇甲淡白，舌暗淡，苔薄白，边缘有紫斑。纤维胃镜检查：十二指肠球部有数个出血点，食道及胃部均无异常发现。

分析：胃有瘀血阻遏，饮食物不能下行，故食物与血同时呕出。

治则：苦辛甘酸，化痰止血，安胃和中。

中医诊断：血瘀反胃。

方药：见上。

二诊：1974 年 4 月 15 日。

方 1 服 5 剂，白鹅血用一次，呕血已止，已能进食稀饭、面条，心烦嘈杂亦除。前二日大便仍呈柏油状，但昨日已转黄。仍宗上方续服 5 剂，白鹅血（或白鸭血）一次。

注：一年后其母来告：吐血一疾早已痊愈。经某医院复查，唯轻度贫血外，无其他异常发现。

寒　泻

《黄帝内经素问·举痛论》曰："寒气客于小肠，小肠不得成聚，故后泻腹痛矣。"本证常表现为泻利完谷不化的水样便，色白气腥，腹中雷鸣隐痛，脉象迟缓细弱，舌苔白滑，四肢不温。

此病多因饮食生冷，寒邪直伤中阳，或衣被单薄，或卧阴冷湿地，寒邪侵袭入里，火衰阳弱，脾湿肠寒，正与《素问·阴阳应象大论》篇"湿胜则濡泻"，《灵枢·师传》"肠中寒则肠鸣飧泄"之文相符。

治宜散寒祛湿，温中扶阳，益胃健脾。理中汤、白术散合剂加减。

方药：藿香、草果仁、苍术、白术、党参、茯苓、陈皮、葛根、炙甘草、炮干姜各10克，桂枝6克。水煎，分3次温服。可服3剂。

注：泻因于寒，多便稀似水，乃气虚阳微寒盛，脾弱胃虚火衰，运化失职，水湿下渗，故用干姜、草果辛热以祛寒燥湿，暖胃健脾；参、术、苓、草甘温平和以补中益气；桂枝、葛根辛甘性温而升阳，而葛根《本草备要》云"为治脾胃虚弱泄泻之圣药"；藿香、陈皮辛温微苦，芳香化浊，理气调中。乃合仲景理中汤、钱乙白术散加减为剂。

病例：石某，男，21岁。

初诊：1966年12月3日。

主诉：腹泻已2天。

现病史：前天因白天劳累过度，晚餐时懒得动弹，就冷食而下，随即和衣而卧。天明即觉腹中微痛，肠响如雷鸣，泻下白色水液样便，中夹不消化食物，气腥无臭。至今泻利不止，一日八九次。

检查：精神不振，脉细弱而缓，舌苔白滑。

分析：饮食生冷，寒邪直伤脾阳；冬令和衣而卧，寒邪乘虚而入伤阳，致火衰阳弱。正如《灵枢·师传》篇云："肠中寒则肠鸣飧泄"。

中医诊断：寒泻。

治则：散寒扶阳，温胃健脾，补中益气。

方药：见上。

二诊：1966 年 12 月 6 日。

服上方 1 剂泄泻已止，再服 2 剂，诸症全除。嘱病已痊愈，不必服药。

火　泻

常泻下黄水如注，有急性与慢性之分。急性者每日泻下十次左右；慢性者每日三至六次，有时带不消化食物，肠中雷鸣，多无腹痛，时微时甚，有迁延数月至数年不愈者。其特征多舌红无苔，脉象弦数，手足温暖。

病因为热邪蕴于肠中，水谷未能运化，即直趋大肠而出。《灵枢·师传》云："肠中热，则出黄如糜。"此与寒泻水谷不化色白气腥有别。

治当清热泻火，苦寒坚阴。

方药：葛根黄芩黄连汤加味。煨葛根、黄芩炭、黄连炭、白芍、生甘草、陈皮、桔梗各 10 克，大豆卷、金银花各 15 克。水煎，分 3 次温服，可连续服 5 ～ 10 剂，以愈为度。

注：病因于火，泻利黄水如注，故病名火泻。用黄芩、黄连苦寒坚阴，止泻而清里热；葛根、甘草甘平生津，鼓舞胃气而治泻利。或谓：葛根黄芩黄连汤仲景用治太阳桂枝证误下，脉促，喘汗，利下不止，本节只有泻利，并无喘汗，何以亦用此方，更加白芍、豆卷、桔梗、陈皮和金银花？其根据安在？答：此说诚是。不知太阳病桂枝证，医反下之，利遂不止，是误下引表邪入阳明化热所致。本节下利黄水如注，中医名火泻，西医称肠炎。虽非伤寒表邪内陷，其为火邪直犯阳明经可知。所以用葛根黄芩黄连汤加苦酸微寒之白芍，同原方中之甘草，是仲景治太阳少阳合病下利之黄芩汤，后人称此方为万世治利之祖。又加甘平无毒大豆卷，以其有止泻、健脾之功，《本经逢原》谓："入脾胃散湿热也。"李时珍谓："除胃中积热，消水病胀满。"陈平伯谓："口渴下利，此温邪由肺胃下注大肠，当用黄芩桔梗葛根豆卷甘草陈皮之属。"更加甘寒之金银花，甄权与陈藏器皆用此药以"治下游""热毒血痢"，取其能清热解毒止泻。根据以上各论，组成此方，数年来，常用于临床实践，屡收奇效。

病例：瞿某，女，54岁。

初诊：1941年4月22日。

主诉：腹泻三载。

现病史：三年前发生腹泻，屡治无功，腹中经常雷鸣，泻下全系黄水，日夜五六次。有时腹中微痛，痛则必泻，泻时如注，伴口干口苦。

检查：诊脉弦数，按之有力，舌红绛无苔。

分析：此肠中伏热已久，是名火泻。阅以往所服温补止涩之剂不效，乃以火济火之故。

中医诊断：火泻。

治法：当以苦寒沉降之剂，清下焦火热。

方药：见上。

二诊：1941 年 4 月 26 日。

泻利已基本痊愈。现大便一日两次，泻下物为黄色软便，基本成条状，有时不成形，仍口干口苦。乃火邪已清，少数余邪未净。仍宗原方续进，以巩固疗效。

注意事项：服药忌温补。食物忌辛辣。

伏热吐泻

此病初始泻利稀黄水液，继以呕吐酸水或涎水食物，病经二日，转增烦躁不宁，大渴引饮，饮水即吐，舌苔灰黑干燥，质红，脉象细数。

《素问·至真要大论》曰："诸呕吐酸，暴注下迫，皆属于热。"本证即为热伏于中，食滞于胃，脾胃受伤，吐泻交作；继之津液消耗，热邪内炽。

治以甘寒益阴，沃焦救焚。

方药：西洋参、金钗石斛各 10 克（细切），生谷芽 15 克，熬水，去渣。以谷芽水煨西洋参、金钗石斛，加冰糖 100 克溶化，时时频饮代茶。

注：西洋参苦寒微甘，味厚气薄，补肺降火，生津液，除烦躁，补虚。金钗石斛出霍山，性平味甘微咸，生津液、止渴、解暑、醒脾、补虚、益气，以嚼之有液如涎者为真谷芽（即稻芽），快脾、开胃、下气、和中、消食、化积，并清胃热，故有养胃之功。

病例：王某，男，3 岁。

初诊：1927 年 8 月 26 日。

主诉：吐泻已 3 天。

现病史：两天前呕吐腹泻，请某医生诊治，因其舌苔焦黑，认为土燥水竭，与咸苦下之立法处方。患者家属见小儿已吐泻两天，认为不能再泻，遂邀余诊治。患儿烦躁异常，大渴引饮，水入即吐，吐尽水液、食物，即作干呕，泻下稀黄水液。

检查：患儿精神极差，扬手掷足，面赤，舌深绛，舌苔焦黑起刺，脉细弦而弱，按之芤。

分析：时当中伏，炽热内伏，食滞于胃，脾胃受伤，吐泻交作，津液大耗，阴伤至极。

中医诊断：伏热吐泻。

治则：甘寒益阴，沃焦救焚。

方药：见上。

二诊：1927 年 8 月 27 日。

服上方后，吐泻已停，烦躁全平；舌绛转红，舌苔焦黑起刺已退，转为薄白而润；脉缓有力，按之芤。

方药：（1）仍嘱按原方续服 1 剂。

（2）煎米茶（即将大米淘净炒至焦黄，加水熬成稀粥）少量频服。

（3）用原方加生甘草、沙参、山药、扁豆衣、竹茹各 10 克，水煎服以善后。

痢　疾

痢疾名称繁多，《内经》称“肠游”，《备急千金要方》谓“滞下”，宋代《严氏济生方》才定名为“痢疾”。由于患者所下全无正常黄色粪便，只有少量脓血相杂之红白冻子，虽然腹中阵痛，里急窘迫，及至排大便时却后重坠胀，滞阻难通，所以大便一日数次至数十次，总有便而不尽之感。中医学对病因分析，大致以湿热食滞挟时邪为主要因素。但有兼表证和不兼表证之别，都是急性发作。在治法上，兼表证的，当以解表为急，而兼以清里。

兹将辨证施治要点简述于下：

（一）急性痢疾兼表证

初起恶寒、发热、头痛，继以腹痛下利水样便，即转里急后重，痢下赤白冻子（也有单下白或单下红冻子的），每日数次或数十次不等。

病因：湿热食滞挟痢疾时邪，更加外感客邪而发。所谓表里俱病。

治法：解表清里，表里同治，着重解表，表解则里自和。

方药：仓廪散加味。玉竹、羌活、独活、柴胡、枳壳、桔梗、甘草、炒黄芩、茯苓、木香、前胡各10克，川芎6克，陈粳米30克，生姜3片。水煎，米熟汤成，分3次温服，避风寒，能得微汗，则寒热自退，痢下亦减，2～3剂可望治愈。如热除痢未痊愈，可用下一条的方药。忌荤腥油腻。

注：仓廪散系人参败毒散加味而成。人参败毒散原用以治伤寒时气寒热，头痛，咳嗽，目赤，口疮，腮肿，喉痹，毒痢，斑疹等病。以羌活、独活、柴胡、川芎、薄荷、生姜辛温解肌发汗，散寒祛风而治寒热头痛；茯苓、桔梗、前胡、枳壳苦平辛温甘淡，行气化痰而治咳嗽；人参补正气而祛邪，甘草协和诸药和里而发表，使正气旺邪从汗解，则疮

肿亦自消。今用此方，由痢因外邪内陷所致，故用以发汗解肌，使邪仍从表解，前人称为“逆流挽舟”之法。更加黄芩清里热，木香行气滞，陈粳米补中和胃，使毒在表者从外泄，毒在里者从内清，不治痢而痢自止。如初病泄泻发烧用之亦效。

病例：李某，女，28 岁。

初诊：1971 年 8 月 18 日。

主诉：发热下痢已 2 天。

现病史：昨日上午恶寒发热，头痛，全身不适，自以为患感冒，服银翘片 4 片，复方阿司匹林 1 片，无效。下午发生腹泻，为稀黄便。今日上午已腹泻 3 次，大便量少，为稀黄软便，中带红白黏液，现仍畏寒发热。

检查：舌红苔薄黄腻，脉数。量体温：38℃。查大便：脓细胞 +++，红细胞 +++，巨噬细胞 +。

分析：此湿热挟滞，蕴结于中，更加风寒外搏，治失其宜，致外邪挟湿热下陷。

中医诊断：痢疾初起。

西医诊断：急性细菌性痢疾。

治则：表里同治，宗喻氏逆流挽舟之法，解表为主，表解则里自和。

方药：见上。

二诊：1971 年 8 月 20 日。

服上方后，恶寒发热已退，大便次数减少，一日 2 次，为黄稀便，红白冻子已除。仍宗上方续服 2 剂。

三诊：1971 年 8 月 22 日。

服上药后，大便已恢复正常，一日 1 次，为黄色软便，查大便正常。

（二）急性痢疾无表证

此病身无寒热，只有腹中阵痛，里急后重，痢下脓血样的红白冻子（也有单红或单白的），每日数次或数十次不等。

病为湿热蕴结与饮食交混，更感痢疾时邪而发。

治以清热导滞，调气和血。

方药：用倪涵初治痢疾方增减。炒黄芩、炒白芍、炒枳壳、槟榔、焦山楂、桃仁、红花、厚朴、青皮、生地榆、当归尾各10克，甘草6克，炒黄连、木香各5克。水煎，分3次温服，一日1剂。以痊愈为度。忌荤腥油腻黏滞面食。

加减法：本方原为下痢红白冻子立法，如下痢单红或单白可按下法加减。

1. 如单痢白冻子：上方去桃仁、红花、当归尾、地榆，加薤白、陈皮各10克。

2. 如单红冻子，原方照服。

3. 如大便一日数十次，腹痛，里急后重，红白黏液点滴而出，原方加酒炒大黄10克，煎服。大便通顺则去大黄。

注：无寒热是外无表邪，有腹痛是内有湿热，痢下红白是气血俱伤，故用归尾、白芍、桃仁、红花、地榆以和血；木香、槟榔、枳壳、厚朴、山楂、青皮以调气；黄连、黄芩以清热燥湿；甘草协和诸药，同白芍和营而止痛。如单痢白冻是血分未伤，故去桃仁、红花、归尾、地榆，加薤白、陈皮辛苦温滑，泄大肠气滞，利膈调中；如单痢红冻是血分受伤较重，故可照服。如大便日数十次，后重里急，是湿热阻遏，气血俱滞，加酒炒大黄缓缓攻下，乃通因通用之法。如服后大便畅行去大黄不用。

病例：瞿某，男，35岁。

初诊：1966 年 9 月 4 日。

主诉：痢下赤白已 4 天。

现病史：患者于 8 月 30 日水泻两次，伴恶心呕吐，腹中阵痛，痛则欲便，便下赤白，里急后重，窘迫难名。昨日至今，一昼夜竟达七十余次，泻下物为赤白黏液或鲜血；腹痛欲便而不爽，便时肛门有沉胀下坠感。

检查：精神较差，全腹压痛，左下腹更显，肠鸣音亢进。查大便：红细胞++++，脓细胞+++，巨噬细胞+++。舌红苔黄厚腻，脉滑数。

分析：感受时邪及饮食不洁，湿热壅塞肠中，气机阻滞，腑气不通，故腹痛，里急后重；腐化气血故痢下赤白。

中医诊断：痢疾。

西医诊断：急性细菌性痢疾。

治则：清热导滞，调气行血。

方药：按上方加酒炒大黄 9 克，用法同上。

二诊：1966 年 9 月 7 日。

服上方 3 剂，腹泻已减大半，一日五六次，仍为赤白黏液。腹痛、里急后重大减，恶心呕吐已平，舌红苔薄黄而腻，脉滑。仍宗上方去大黄，3 剂。

三诊：1966 年 9 月 10 日。

服上药后，腹泻已平，每日大便一至二次，为黄软便，赤白冻子已消失；腹痛，里急后重已除。查大便：正常。

（三）阴虚血痢

痢下多日不愈，全为血便，有时带花红冻子，脉沉细数，舌红绛苔少，口干不欲饮，不欲食，小便短赤。多因痢久津耗阴伤，热邪深入血分。

治以养阴增液，败毒泻火，清热凉血。

方药：金银花30克，生首乌25克，生地榆、枯黄芩、生甘草、杭寸冬、茜草各10克，南沙参、明玉竹、旱莲草、杭白芍、干生地各15克，阿胶15克（另烊化分冲）。水煎，分3次温服。3剂。

注：痢下多日，全为血便，有时带花红冻子，口干不欲饮，为热毒深入血分。脉数舌红绛，不饥不食，为肺、脾、胃与大肠之阴伤，故重用甘寒无毒能治肠澼血痢之金银花为主药；佐以甘寒泻火，润燥补阴，凉血生血之干生地；苦酸微寒，收阴气，和血脉，能止下痢腹痛之白芍；甘平补阴，滋肾养肝，益气和血，治肠风下痢，治热痢调大肠必用之阿胶；苦酸微寒，能治诸血疾，冷热痢，疳痢与血痢不止之地榆；苦寒（或云温）酸咸，既能补中止血，又能活血行血之茜草根；甘酸性平，益阴止血，主治血痢之旱莲草；更用甘苦微寒与甘平益气养阴之寸冬、甘草、沙参、玉竹；仅以一味苦寒泻大肠火治澼痢腹痛之黄芩；另用苦涩微温能治肠风、脏毒、下血不止之何首乌。考首乌人皆以为是滋补肝肾之良药，少有知其为“消痈肿”“肠风脏毒”之妙药者。《纲目》名此药为疮帚，亦名红内消，草药家多生用捣敷恶疮有效。《太平圣惠方》用“治大肠风毒，泻血不止”。故本方中亦加用之。本证为阴虚血痢，正气大亏，真阴大伤，所以不用黄连、黄柏等，恐苦寒化燥，更伤其已耗之阴。只用既能止血止痢，又能养阴生血之品，复加甘平益气、养阴生津之味，组合成剂。

病例：张某，男，11岁。

初诊：1931年8月11日。

主诉：痢下10天。

现病史：10天前下痢。后重里急，腹中阵痛，下痢为纯血及红冻子，不饥不食，口干不欲饮，自觉脐腹灼热。

检查：舌红绛无苔，脉沉细数。

分析：此邪热毒痢，下焦阴伤。

中医诊断：阴虚血痢。

治则：宜清热凉血，败毒泻火，滋阴增液。

方药：见上。

二诊：1931年8月13日。

服上方2剂，腹痛、下痢、里急后重均减，近二日略食糜粥，舌红绛亦轻，脉数也缓。拟从原方加减，原方去首乌，加石莲子肉10克，2剂。

三诊：1931年8月15日。

服上药后，腹痛、里急后重基本消失，知饥思纳，脉数、舌红绛全平，唯大便带血冻少许。此毒热大势已去，拟扶正驱邪。

方药：金银花、制首乌、南沙参各15克，生白芍、炒茜草、生甘草、太子参、石莲肉各10克，白头翁、扁豆花各6克。2剂。

四诊：1931年8月17日。

服上方后，腹痛、里急后重、便中带血冻全除，仍宗上方续用2剂，以善其后。

（四）噤口痢

痢久不愈，每日潮热，胃败不欲饮食，勉强食之则呕，但痢仍红白相杂，后重里急而脱肛，肌肉瘦削，精神疲乏。

病因痢久气血俱虚，脾胃俱败，湿热阻遏，胃气伤残。

治宜补正祛邪，败毒清热。

方药：

1. 炒金银花、石莲子各15克，石菖蒲、白芍、炙甘草、炙升麻、炙柴胡、黄芩、陈皮各10克，红参10克（另煎分冲），木香6克，酒炒川连5克，生姜3片。药内另加陈米百粒，加水同煎，米熟汤成，点滴与服。

2. 食物疗法：用鱼肉之类的香美食物，置病榻前，患者欲食即与，任其饱餐，胃口一开，自然思食不吐。

注：痢疾是由湿热时毒之邪蕴结于胃肠道中的病患，如日久不愈，不仅气血耗损，亦且胃阴伤残；因而食思缺乏，饮食不进，故前人名之为“噤口痢”，也有称为“噤口毒痢”的。此时正气固然大虚，但湿热邪气仍实，治之之法，徒补则助邪，徒清则损正，故于益胃和中补气方中，加入泄湿清热降胃平逆之品，补清兼行。朱丹溪云：“噤口痢者，胃热甚故也。大虚大热，用香连丸莲肉各一半，共为末，米汤调下。又方人参三分，姜炒黄连一分。为末浓煎，终日细细呷之，如吐则再服。但一呷下咽便开。”许浚引《仁斋直指方》云：“下痢噤口不能食，亦由脾虚，宜以参苓白术散去山药加石菖蒲为末，粳米饮调下二钱或人参赤茯苓石莲子，入些菖蒲煎服，胸次一开，自然思食。”观此二说，则噤口痢为虚而有热，虚中挟实。也即正气虚弱是本，湿热实邪是标，宜标本同治，切不可固执偏寒偏热、偏虚偏实一面论治。所以本条采用性味甘温、大补元气之人参；甘温而涩，清心除烦，开胃进食，专治噤口痢之石莲子；辛苦而温，芳香而散，开胃宽中，疗噤口毒痢之石菖蒲；大苦大寒，清热燥湿，治肠澼下利之黄连；再加仲景用治下利、后人改作治痢疾之祖方——苦泻、酸收、甘补之黄芩芍药甘草三味；更佐以散热解毒，治肠澼血痢之金银花；解百毒治下痢后重之升

麻；宣畅气血，升陷散结之柴胡；使以调和诸气，治呕逆反胃，泻利后重之木香；调中导滞，能泻能补，可升可降之陈皮；和中止呕，开胃下食之生姜等为剂。另用食物疗法，诱导其开胃进食，凡痢久转为噤口，正虚邪实患者，经用此法多能获效。

病例：晏某，女，3岁。

初诊：1961年4月10日。

主诉：痢下3个月。

现病史：今年2月份发生下利赤白冻子，经中西医治疗，用药不应。现已口噤不食，强食即吐，凡饮食药物都不沾唇；便下赤白相杂，里急后重，便则脱肛，腹中时痛，常烧不退。

检查：舌红苔黄腻，中心剥落。脉虚数。查体温：39℃。查大便：红细胞++，脓细胞++，巨噬细胞+。

分析：久痢湿热内阻，胃气大伤，气血俱虚，脾胃皆败。

中医诊断：噤口痢。

治则：清热败毒、行气和营、扶正清邪。宜于治痢方中加补养之品。

方药：见上。

二诊：1961年4月12日。

据云："患儿闻鱼肉之香，馋涎欲滴。"与之即食，喜形于色，食后与药，亦未呕吐，昨今两日，服药1剂，不仅症状大减，而且纳食甚香，发热已退，此正气渐复，病邪自退，仍宗上方，按原方加生炙黄芪各3克。

三诊：1961年4月14日。

服上药2剂，腹痛下痢赤白已未再现，脱肛已愈，饮食正常。

习惯性便秘

粪便干燥坚硬，始则二三日，渐至五七日方排便一次，非常困难，逐渐成为习惯，须用中西泻利药物，便始能通。有延至三五年甚至数十年不能治愈者。伴有胃脘胀闷，食欲不佳，或呕逆嗳饱及泛酸等症。

本证虽属大肠运动机能障碍，实由中阳欠运，湿郁热遏，上焦不行，下脘不通，气机滞阻所致。

治以温通中阳，宣利湿热，通畅气机。

方药与用法：

1. 半硫丸（成药）。每次 10 克，每日两次，饭前开水送下。

2. 藿香、法半夏、炒枳壳、桔梗、厚朴、当归、郁李仁、桃仁、杏仁各 10 克，瓜蒌子 15 克，白蔻仁 6 克。水煎，分 3 次服，两日服 1 剂。可连续服 5 剂。

注：本病多因初起未治，久则形成习惯。常觉脘中不快，嗳饱气逆，乃湿阻、热郁、气滞、阳微，故用半硫丸以治本，汤剂以治标。丸方取半夏之辛温开郁下气，能燥能润；同硫黄之大热纯阳，补命门真火为伍以疏利大肠；并用姜汁打糊为丸，久服可使阳旺气行，郁开便通。汤方取苦平辛温芳香之桔梗、陈皮、藿香宣通上焦气滞；辛温苦酸微寒之半夏、厚朴、枳壳开泄中焦湿热；辛苦甘温性降之杏仁、郁李仁、桃仁通泄下焦气秘血秘；甘寒清润之瓜蒌皮开结利肠；辛甘苦温之当归行血中之气，润滑大肠；辛温味厚气薄之白豆蔻流行三焦，消散滞气。组合成方可使上下气机通

畅，肠胃运化正常，则大便秘结自通。此与麻仁丸及各种常用通便西药用之则通，不用则秘者有别。

病例：李某，女，70岁。

初诊：1935年10月5日。

主诉：便秘已3年。

现病史：30年前始，大便经常二至四日一次，先结后溏，屡治无功。总用西药卡司卡拉或通便锭之类药物，常年内外合用，否则多日不便，伴胃脘胀闷，纳食呕恶。

检查：视形质肥胖，肤色白皙，脉沉细缓涩，舌苔白滑。

分析：为命门真火不足，湿盛阳微，于理应当溏泄，由于素有吸烟嗜好，阴液欠充。

中医诊断：阳微便结。

治则：补益真火，温通中阳，宣利湿热，调畅气机。

方药：见上方。

二诊：1935年10月25日。

服药两旬未断，大便每日一次，再未使用西药，此硫黄补命门真火，暖而能通，加半夏通和阴阳，燥湿化痰，气机通利，所以大便自通。嘱每日只服药一次，一月之后可暂停药，以观有无变化。

附：两年后其子女来云：其母病，服药一月后，即告痊愈，至今未发。

脱　肛

大便时肛管、直肠、直肠黏膜脱垂，在程度上有轻、中、重之分。轻度：在大便时轻度脱垂；中度：大便时脱肛稍长，便后须按揉方入；重度：脱肛较长，按揉亦难收入，更有延之数日，黏膜干枯变黑如一层外壳，垂于肛外，不胜痛苦。

由于久泻久痢，气虚下陷所致。

治宜益气升阳，补涩并用，内外兼治。

方药：黄芪、党参各 15 克，当归、白术、升麻、柴胡、炙甘草、樗白皮、陈皮、罂粟壳各 10 克。水煎，分 3 次温服，多服数剂为好。

外治法：

1. 凡脱肛不回缩者，用生卷柏 120 克，熬水，分 3 次先熏后洗，连洗数日，每次务将已干黏膜熏洗润滑，能回缩少许为佳。

2. 五倍子 60 克，白矾、蛇床子各 30 克。熬水，分 3 次先熏后洗（余同第一项）。

3. 煅枯白矾 15 克，煅枯五倍子 30 克，共研极细末，香油调匀，涂布脱肛上。

注：脱肛以肛门括约肌松弛为标，以正气大虚下陷为本。因肺主气，与大肠相表里，宗气虚而下陷则脱肛，故用补中益气汤之参、芪、术、草以补气，当归以补血，升麻、柴胡以升提，陈皮同升药则升、补药则补而理气，加罂粟壳与樗白皮收敛涩肠而固气。然必须配合外治之法，如脱肛不收之重症，当先用生则破血散瘀、熟则止血治肠风脱肛之卷柏熬水熏洗；继用味酸咸气寒性涩能治脱肛之白矾同五倍子二味煅枯研末外擦；或再加辛苦而温能治脱肛之蛇床子熬水熏洗。此皆民间相传，屡用皆效之方，不可以其药味简单平凡而忽视之。

病例：肖某，男，45 岁。

初诊：1946 年 9 月 21 日。

主诉：脱肛已十余年。

现病史：十年前发生大便后肛门脱垂不收，逐渐加重。现肛门脱下不收已经 10 日，按揉亦不能收入，肠黏膜干枯变黑如包裹一层外壳，垂于肛门外。

检查：面色苍白，舌淡苔白，脉虚弱。

分析：因久泻久痢，中阳受损，气虚下陷，致肛门下垂。

中医诊断：脱肛。

治则：益气升阳，补涩齐用，内外兼治。

方药：见上。

二诊：1946 年 9 月 25 日。

经服内服药方及外治第一方与第三方依法治疗 3 日，脱肛完全收入。仍宗上药汤方并 10 剂，加蜜蜂 1000 克熬膏服，同时用生白矾化水，于大便后洗涤肛门，以巩固疗效，防止复发。

脾胃失调

脾胃失调，在临床上常有以下表现：

1. 腹中饥饿，口中无味，不欲纳食。

2. 知味能食，但食后脘闷、胀满不消。

3. 不欲纳食，亦不知饥，大便不调，或结或溏，精神疲乏，肢体无力。

病因：1. 是胃有病，脾无病；

2. 是胃无病，脾有病；

3. 是脾胃俱病。

因胃主纳食，脾主消食。胃病则不欲食，不食则神倦；脾病则胀满不消，大便不调，脾主四肢，病则体倦肢乏。

治以健脾益胃。

方药：宜保和丸合六君子汤加味。苍术、白术各6克，炙甘草、陈皮、法半夏、白茯苓、厚朴、焦山楂、炒神曲、麦芽、炒枳壳、党参、藿香各10克。水煎，分3次服，5剂。

注：《素问·灵兰秘典论》云："脾胃者仓廪之官。"脾病则不能消，胃病则不思食，因而导致气虚。本方用党参甘温益胃；茯苓甘淡泄湿；陈皮辛苦而温，导滞快膈，理气调中；半夏辛苦性温，除湿化痰，健脾和胃；山楂酸甘咸温，健脾行气，消油腻腥膻肉积；麦芽味咸性温，补脾助胃，化一切米面食积；神曲辛甘而温，化水谷而消积滞；厚朴苦温辛散，消痰饮而调中焦；枳壳苦酸微寒，破气消胀，开胃进食。系以六君子汤、保和丸、健脾丸等方组合而成，消补兼行，使脾胃健运，纳谷旺盛，正气充实，精力充沛。

病例：某女，42岁。

初诊：1974年10月7日。

主诉：纳少、腹胀、便结6年。

现病史：1968年行阑尾切除手术后，出现不知饥，不欲纳食，腹胀，大便干结。六至七日一行，不用泻药则不通，每天需进食稀饭、青菜等，否则大便更难。伴神疲乏力，肢体倦怠，少气懒言，晨起面肿，下午足肿。经用中药麻仁丸、大黄、泻叶等，西药果导片、硫酸镁等药，用则便，停则秘，无法根治。

检查：精神不振，面色萎黄，形体消瘦，舌淡苔少，脉象缓弱。

分析：胃主受纳，脾主运化。胃病则不欲纳食而食少；脾病不化不运，气机阻滞，水湿内停，故腹部胀满，便结，浮肿；脾胃俱病，后天乏源，故神疲乏力，肢体倦怠，少气懒言，形体消瘦。

中医诊断：脾胃失调。

治则：健脾益胃，兼以行气利水。

方药：宗上方加大腹皮 15 克，桔梗、木香各 10 克。

二诊：1974 年 10 月 17 日。

服上方 10 剂，纳食增加，腹胀满、浮肿大减，大便已正常，一日二次，为成形黄软便。现进食后，仍胃脘胀满嗳饱，畏寒，舌淡苔薄白，脉缓。仍宗上方去厚朴、山楂，加砂仁、半夏各 10 克，大枣 5 枚。

三诊：1975 年 7 月 5 日。

服上方 10 剂后知饥能食，脘腹胀满、浮肿全消，大小便正常，原病痊愈。

近来腰背疼痛，膝酸腿软，白带清稀量多，舌淡红苔薄白，脉缓寸芤。此肾虚不暖脾之象，治宜补肾健脾。

方药：桑寄生 25 克，当归、白术、茯苓、续断、沙苑各 15 克，炒杜仲、骨碎补、炙甘草、补骨脂、狗脊各 10 克，桂枝 6 克。5 剂，水煎服。

胃下垂

空腹时常觉胃脘压重，食后更觉胀闷膨满，嗳气恶心，甚则呕吐。平时神倦体乏，头晕目眩，失眠，多梦，便秘，气短，脉弱。在劳动时，腹内有抽掣牵引作痛之感。

首因正气久虚不复，次因痰湿水饮结聚于胃，积液潴留，有加无已，致脾气升提之力日薄，下陷之势日增，以致形成胃下垂。

治宜补中益气，除湿化饮，养胃健脾。

方药与用法：

1. 汤方：加味补中益气汤。炙黄芪、炙党参、焦白术、白茯苓各 15 克，当归、柴胡、法半夏、木香、升麻、炙甘草、西砂仁、陈皮各 10 克，鲜生姜 3 片，大枣 5 枚。水煎浓汁，一日分 3 次服，如无不良反应，可连服数十剂，以愈为度。

2. 补胃散：鲜猪肚 1 个，洗净，正面朝外。生白术片 250 克，用水浸透。制法：将白术入猪肚内，两端用索线扎紧，入大瓦罐内，加水令满（罐内须用洗净碎瓦片垫在底上，以免猪肚黏在罐底上），置火上，煮一日，将猪肚内白术取出晒干，焙枯，研成极细末（猪肚可切细脍食）。

服法：每次 3 克，每日 3 次，空腹时用米汤送下，温开水亦可。服完之后，可继续按法配制，以 5 剂为 1 个疗程。轻症 1 个疗程可愈，重症可连用 3 个疗程。

注：本病由脾胃阳弱失运，气血俱虚，胃中积液潴留过多渐致，故用党参、白术、茯苓、甘草补气利湿，健脾益胃；木香、砂仁、陈皮、半夏和胃醒脾，理气化痰；再加黄芪、当归气血双补；柴胡、升麻升提下陷之阳；生姜、大枣以和营卫。此香砂六君子汤、补中益气汤加姜枣合剂，能温中阳、健脾胃、逐痰湿、消积液以治其本。

猪肚性微温味甘，能补中益气，消积聚癥瘕，乃异类有情之物，用以补人之胃。白术苦燥湿，甘补脾，温和中，燥湿则能除痰湿积液，补脾则能进饮食，和中则能止呕安胃；重用、独用则药力大而效速，生用补益之力更强，用猪胃煨煮为散，其效更著。

病例：丁某，女，39岁。

初诊：1975年5月20日。

主诉：脘腹痞胀十余年。

现病史：1965年发生脘腹胀坠，经武汉某医院钡餐拍片，见胃下垂14厘米。现脘腹痞胀，牵连小腹坠胀，时而腹痛，纳少，嗳气，呕吐清涎。大便带白色黏液，伴气短、乏力、头晕。

检查：精神萎靡，形体消瘦，舌淡，苔薄白，脉缓弱，上、中脘痞满拒按。

分析：中阳衰弱，升举无力，而反下陷，致胃下垂；中阳不运，痰饮水湿，结聚于胃，故中脘痞满，疼痛拒按。

中医诊断：中气下陷；癖积。

治则：温运中阳、除湿化饮、先祛癖积；继则补中益气，健脾养胃，升提气陷。

方药：茯苓、白术、焦三仙各15克，枳实、厚朴、陈皮、法半夏、瓜蒌皮各10克，桂枝、吴茱萸、黄连各5克，生姜3片。

二诊：1975年6月1日。

服上方5剂，脘腹胀满大减，呕吐清涎及精神均好转，大便带白色黏液已除。现仍气短，纳少，脘腹胀坠，呕吐清涎，舌淡，苔白腻，脉缓弱。仍宗上方加减。

方药：茯苓25克，苍白术、陈皮、厚朴、小茴香、瓜蒌皮、枳实、半夏、莱菔子、槟榔各10克，焦三仙各15克，吴茱萸、黄连各5克，生姜3片。

三诊：1975年6月20日。

服上方10剂，吐清涎已平，脘腹减轻，纳食增加，现仍神疲气短，舌淡苔白，脉虚缓。

方药：1. 见上。

2. 补胃散及制法、服法亦见上。

四诊：1975年8月21日。

服上药两月余，脘腹胀坠已平，纳食、二便正常。精神体力大增，形体渐丰，气短已除。钡餐拍片：胃影在两髂嵴间连线上方。是病已痊愈。

癖　积

脘腹正中痞闷胀满，坚硬如盘，按之作痛，经数月或数年不愈，纳食不多，食后胀闷更甚，气逆嗳饱，大便不调，神倦身重，四肢无力，病名癖积。《诸病源候论》论述本病云："若摄养乖方，三焦痞隔，则肠胃不能宣行。因饮水浆过多，便令停滞不散，更遇寒气积聚而癖。癖者，谓僻侧在于两胁之间，有时而痛是也。"又云："水气与食结聚，兼遇寒气相加，所以成癖。"

本病确为湿郁化热，气滞饮停，更挟有形之食积，因之聚结成为痞块。

治当宣湿清热，利气涤饮，消食化积，通阳散结。

方药：炒黄连6克，桂枝、吴茱萸各5克，法半夏、瓜蒌皮、厚朴、炒枳实、焦白术、陈皮、炙甘草、炒神曲、莱菔子各10克，白茯苓15克，生姜3片。水煎，分3次温服，10剂为一疗程。

注：脘中痞块，坚硬如板，推之不移，按之则痛，经各种特殊检查亦非肿瘤，乃无形湿热与有形食积结聚而成。故以苓、桂、术、甘通阳化饮，陈、夏除痰，枳、朴消积满，

吴茱萸消痞满而温中下气，黄连治痞满而燥湿开郁，瓜蒌皮开胸泄热，神曲消积滞，莱菔子降气消食，生姜下气解郁调中。组合为剂，连续服用，则痞块自消。

病例：宋某，男，52岁。

初诊：1964年2月20日。

主诉：胃脘积块已年余。

现病史：去年2月发现剑突下正中有一碗口大包块，高突如瓢，经常作痛，按之痛增，面肢浮肿，动则喘促，心悸，气短不续，食少，腹胀。曾经武汉数所大医院检查，皆疑为肿瘤，患者拒绝剖腹探查。询及素有饮酒史。

检查：精神较差，双下肢凹陷性水肿。舌淡苔白厚腻滑，脉象结代。

分析：此属中阳不足，痰饮水气宿食结聚成积块。

中医诊断：癖积。

治则：通阳散结、清热泄湿、消食化积、利气涤饮。

方药：见上。

二诊：1964年3月6日。

服上方十余剂，中脘坚块全消，各恙皆除。

嘱：①再服上方6剂；②继服香砂六君子丸1个月以善后。

胃溃疡

多在腹脘中上部或略偏左方作痛，每于食后半小时至1小时痛发，可持续1～2小时，痛处拒按。有痛剧发呕的，有时止时发或大便秘结的，更有溃疡长达5～8年，甚至数十年不愈的。

胃内发生溃疡，非由饮食之有形伤害，即五味之无形刺激所致。故多发生于喜食坚硬食物及过热之饮食品与多食肉类和嗜好烟、酒、酸、辣味之人。

治以安胃和中，止呕定痛，苦辛酸甘复法。

方药：党参15克，吴茱萸、黄连炭各5克，法半夏、陈皮、乌梅炭、白芍、炙甘草、白茯苓、厚朴各10克，生姜3片。水煎，每剂分数次服，每次服半杯。两日服1剂，服10剂为一疗程。

注：因胃为水谷之海，脾胃为仓廪之官，五味出焉。今既成溃疡，不仅要治疗，还须注意保护。故用党参甘温以益气，甘草甘平以养胃，茯苓甘淡以利湿健脾，厚朴苦辛以散满，陈皮苦辛以调中理气，法半夏辛温以除湿化痰，白芍苦酸以敛阴和血，吴茱萸辛热以散郁，黄连苦寒以降逆，乌梅酸涩收脾阴。组合成方，取酸苦泄热，酸甘化阴，辛开苦降之义。用酸苦甘辛诸味化和，互相制约，不使偏盛。因五味对五脏各有所宜与所不宜，医者应因病制宜，患者注意饮食五味与病情之宜与不宜，则更能加强疗效。

病例：许某，男，43岁。

初诊：1963年10月18日。

主诉：胃痛二十余年，近一周加剧。

现病史：述20岁时发生胃痛，时常发作，今已二十余年。近一周来，痛发较剧，多在餐后半小时左右即发胃脘中部胀痛，约1小时左右方能缓解，伴恶心、呕吐、嗳气、泛酸，嗳气则痛可稍缓，口干不欲饮，纳少便阻。

检查：舌淡苔白厚腻，脉弦滑，上腹偏左处压痛明显。经武汉第三医院钡餐透视，发现胃小弯侧有黄豆大嵌影。

分析：乃饮食不节，嗜食坚硬、烟酒、酸辣食物，损伤胃中黏膜而成。

中医诊断：胃痛。

西医诊断：胃小弯溃疡。

治则：安胃和中，止呕定痛。

方药：见上。

二诊：1963 年 10 月 23 日。

服上方 5 剂，胃痛、呕逆大减，嗳气、泛酸已平，唯大便不爽，仍宗上方加瓜蒌子 10 克，5 剂。

三诊：1963 年 10 月 30 日。

各症状告平，拟香砂六君子丸善后。

附：一年后，其弟来云，其兄经武汉市第三医院复查钡透，发现原胃小弯溃疡已愈。

十二指肠球部溃疡

胃脘正中偏右有胀满或刺痛感，其痛多在食后 3 ～4 小时以外发作，与胃溃疡食后不久即痛不同。有在饥饿时其痛发作者，也有夜间疼痛者，但摄取少量食物后，痛可缓解；亦有疼痛持续不减，直到下次进餐时，才因摄食而疼痛消失者。

以嗜酒、吸烟、爱食酸辣味或胃酸过多为其主因；亦可因坚硬食物刺伤等引起。

治以甘平柔和之剂，养阴清热，镇静收涩，缓中止痛。

方药：北条参 30 克，白茯苓、鹿角霜、海螵蛸各 15 克，酸枣仁 10 克（炒打），陈皮 10 克（盐水炒），生甘草 10 克（盐水炒），炒白芍、寸冬、远志肉、鸡内金、炒谷芽各 10 克。另用白茅根 60 克熬水去渣煨药，每日 1 剂，分 3 次服。

亦可并上方 10 剂（不用白茅根），共炒研末，每次服 3 克，每日空腹时服 3 次。

本病当从疮疡论治。“诸痛疮疡，皆属于火”，故用北条参之甘苦微寒以补五脏之阴为主；佐以甘苦微寒之寸冬泻热养阴；苦酸微寒之白芍泻火敛阴；伍味甘气平之甘草缓中止痛；甘平淡渗之茯苓除湿泻热；甘温无毒之谷芽消食和中；甘酸而润之酸枣仁安五脏，助阳气散邪结气聚；苦辛而温之远志肉除邪气、长肌肉，治一切痈疽；苦辛甘温之陈皮消谷、化痰而理气调中；甘平性涩之鸡内金除热、消积而合疮口；味甘性平之鹿角霜补虚劳、长肌肉，治损伤而除邪气；味咸性温之乌贼骨粉以制酸、止血、敛疮口而止痛。组成镇静收涩，甘缓柔和，养阴气，敛疮口之方剂，而鹿角霜、乌贼骨粉外用能止血，内服能敛疮，都有被伤处吸附，起保护疮口、防止磨伤之作用。

病例：吴某，男，55 岁。

初诊：1976 年 11 月 1 日。

主诉：上腹痛已 18 年，近发月余。

现病史：1958 年即有上腹疼痛，频频发作。1 个月前，因食辛辣致病又复发，至今不能缓解，每发多在饭前 1 小时，或夜间隐痛，进食或呕逆后痛可暂时缓解，伴恶心、泛酸水，口干咽燥，纳少，夜寐不安，便干，有时色黑油亮。

检查：面色萎黄，舌淡苔白，脉弦细。右上腹明显压痛，曾在武昌区医院钡餐透视，发现十二指肠球部有一绿豆大嵌影。昨日查大便潜血试验阳性。

分析：本病此次发作由进食辛辣而发，知其乃火热为诱因，痛发呈饥饿性，知其为虚，综合脉证为阴虚火旺，扰乱心神，火损血络。

中医诊断：脘痛。

西医诊断：十二指肠球部溃疡。

治则：以甘酸苦寒之剂滋阴泻火、养心镇静、收敛止血，甘缓柔和之剂缓急止痛。

方药：见上。

二诊：1977年1月3日。

上药10剂，制成散剂服两月，腹痛全平，入夜能寐，精神倍增，饮食、二便正常。经武昌区医院钡餐透视复查，胃及十二指肠未发现异常。四次查大便潜血试验，均为阴性。患者为求根治，要求续服，仍宗原方并5剂共末，服法同上。

肠痈（阑尾炎）

初起恶寒发烧，继则腹中剧痛，呕逆，便闭，其痛以脐至右髂前上棘连线中、外1/3处为甚，痛处皮肤较热，腹肌紧张拒按。其特征为右下肢屈不能伸，伸则牵引腹中更痛，故前人有“缩脚痈”之称。

本病由饮食失调，湿热郁遏，气血滞阻，瘀浊凝结，火毒内盛，聚积于大小肠之间，蕴酿成毒发作。

治法：清热散结，行气破滞，活血消瘀，泻火败毒。腹痛紧者，先用针灸以止其痛；呕吐药难入者，先止其呕；便闭不通者，先通其便。

方药与用法：

1. 针灸止痛法。取穴：足三里、上巨虚、条口、下巨虚、委阳。先针右下肢，后针左下肢，留针15～30分钟。患处及天枢穴用梅花针叩打，可以止痛。

2. 止呕降逆方：如呕吐不止，药难入腹者，即先用下方。淡吴茱萸、法半夏、陈皮、藿香、厚朴各10克，炒黄连、炒川椒各5克，生姜3片。用法：水煎频服，每次只服一酒杯。喝一口，缓缓吞下，略停片刻，再喝一口，如不吐，再将一杯喝完。呕止则改服消炎通便方。

3. 消炎通便方：金银花60克，活血藤、地丁、蒲公英各30克，丝瓜子15克，桔梗、炒枳壳、赤芍、白芍、牡丹皮、甘草、当归尾、桃仁各10克。另用番泻叶10克泡水，兑药汁中服。用法：水煎，日夜频服，便通则去番泻叶。本方可连续服3～5剂，至便通、痛止、腹中和、饮食如常则停药。要注意在治疗过程中，饮食先用流质，后用半流质，不可骤用坚硬食物，切记切记。

注：肠痈乃湿热火毒酿成，外寒热，上呕逆，下便闭，乃气血瘀滞，肠道阻塞。故用苦辛性寒之紫花地丁散热解毒，治一切痈疽无名肿毒；用甘平之蒲公英化热毒，解食毒，消肿核；用色红味苦之活血藤治肠痈、诸风，杀虫；用苦辛甘温之当归尾养血生肌，排脓止痛；用苦酸微寒之赤白芍活血脉，散恶血，消痈肿疝瘕；用辛甘微寒之牡丹皮破积血，疗痈疮，泻血中伏火；用苦平微甘之桃仁泄血滞，去血瘀，通大肠血秘；用甘平之丝瓜子通经络，行血脉，凉血解毒，消肿滑肠，治疝痔痈疽；用苦辛而平之桔梗开提气血，养血排脓，治肠鸣腹痛；用苦酸微寒之枳壳消胀破气，利膈宽肠，消痰癖癥结；用甘平之甘草主治五脏六腑寒热邪气，消肿解毒以消炎止痛解毒。再加轻苦微寒之番泻叶以通大便。如饮食与所服药物服后都呕吐而出，宜另用吴茱萸、黄连、半夏、陈皮、藿香、川椒、厚朴、生姜等辛温大热之品以散逐中上二焦之寒湿痰饮，加一味大苦大寒之黄连作司道

以降逆止呕。但此药初服切忌大口吞咽，只可点滴频饮，待几分钟后，才可少量吞服。如此逐渐增加将此药服完后，则中脘痰饮寒积消除，再服消炎通便方。如腹痛甚，可按上述穴位针刺，其痛当时可缓。

病例：杨某，男，52岁。

初诊：1962年10月9日。

主诉：腹中剧痛4小时。

现病史：当日午饭后1小时，腹中剧痛，饮食呕出后，痛更加重。伴头晕、头痛、乏力，已历4小时。

检查：精神差，面色红润，舌绛苔白，脉弦滑数；右下腹麦氏点压痛明显，且有反跳痛；盲肠逆行充气试验阳性；体温38.5℃。

分析：由饮食失调，湿热郁遏，气滞血阻，瘀浊凝结，火毒内盛，聚积于大小肠之间，蕴酿成毒，发为本病。

中医诊断：肠痈。

西医诊断：急性阑尾炎。

治则：

1. 以清热散结，行气破滞，活血消瘀，泻火败毒为主。

2. 先用针灸止其腹痛，呕吐药难入者，先止其呕。便不通者，先通其便。

方药：见上。

二诊：1962年10月10日。

针上穴后，腹痛暂缓，立予以上方药与服。夜半其痛又发，仍针上穴立止。今晨便已通。仍续服上方3剂。

附：1963年1月1日来说，服上方后其病早愈。今日元旦，特来道谢。

肝胆病证

肝胆疾病是在各种因素的影响下，造成肝与胆功能失调及病变的一类病证。张老治疗这类病证亦有其独到的经验。这里只介绍张老擅治的胆囊炎、胆结石、病毒性肝炎、肝硬化及肝硬化腹水等。

胆囊炎

右上腹部经常膨满胀闷，自觉胆囊部压重难名，气逆嗳饱，甚则呕吐，右肋间有轻度疼痛，有时亦发剧，食脂肪过多及食油炸食物则痛发频繁。

按脏腑、阴阳学说，肝属风木，胆属相火。由于湿热阻遏于中，致肝胆木火内郁而发生炎症。

治当苦辛开泄，宣湿清热，行气解郁。

方药：红柴胡、法半夏、炒栀仁、炒枳壳、莱菔子、川郁金、瓜蒌皮、焦山楂、炒神曲、枯黄芩、酒炒龙胆草各10克，大腹皮15克，生姜3片。水煎，分3次温服，可连服5剂。痛胀愈后则停药，以后病发可仍服此方数剂，自然逐渐减轻而痊愈。

注：本病为肝胆两经气血郁滞而成。故用柴胡平肝胆相火，散血凝气聚，治五脏寒热邪气；用半夏开郁下气，散痞消胀，宣通阴阳；用栀子利三焦，解六郁，清热散结；用枳壳散留结，消胀满，散血破坚；用莱菔子化滞散瘀，消胀下气；用瓜蒌皮除热解郁，下气消痰；用郁金破瘀行气，散

肝解郁；用黄芩、龙胆草除脾土、下焦湿热，泻肝胆火；用山楂去食积，消油腻；用神曲泻胀满消积滞；用大腹皮降逆气，消痞满；用生姜消胀满开胃气。

病例：汪某，男，60岁。

初诊：1976年9月6日。

主诉：慢性胆囊炎3个月。慢性肝炎20余年。

现病史：20年前发生右胁肋疼痛，某医院确诊为肝炎。经治疗病情缓解。此后经常发作右胁肋疼痛。3个月前疼痛又剧，经武汉市第二医院胆囊造影检查确诊为慢性胆囊炎。现有右上腹胀痛，饭后更剧。大便结，时溏。纳少，恶油腻，恶心欲吐。

检查：舌红苔黄腻而干，脉弦滑。1976年6月2日在武汉军区陆军总医院做胆囊造影：胆囊变形，胆囊浓缩与收缩功能不良，诊断为胆囊炎。

分析：湿热阻遏于中，肝胆木火内炽。

中医诊断：胆胀。

西医诊断：慢性胆囊炎。

方药：上方加蒲公英30克，降香10克。

二诊：1976年9月12日。

服上方5剂，胁肋胀痛及腹痛均减轻，厌油恶心已消失，饮食增加。续服5剂。

三诊：1976年9月18日。

续服上方5剂，胁肋胀痛、腹痛基本已平，饮食二便正常。嘱续服至愈为度。

胆结石

本病一般症状与胆囊炎相同，唯有时发生剧烈绞痛，痛时牵引背后及右肩与剑突下等处，有明显压痛，尤以胆囊区手不可近。

胆为足少阳经，《素问·六微旨大论》篇云：“少阳之上，火气治之。”胆中结石，可能由胆火过盛，煎熬胆汁凝结而成。

治宜泻火为主，佐以疏肝、清胆、散结、软坚、化石、止痛。

方药：金钱草60克，紫花地丁、夏枯草各30克，旋覆花（布包）、天葵子、煨三棱、红柴胡、酒炒龙胆草各10克，海藻、昆布、降香、硝石（即火硝，其化学成分主要为硝酸钾）各15克。上药除硝石一味分5次另行冲服外，加水5磅浓煎至两磅，分两日6次服，15剂为一疗程，痛止则停药。不痛时可4日服药1剂（即两日服药1剂，休息两日），5剂可服20天，其中停药10天。

注：胆结石由胆汁被胆火煎熬凝结而成。故首用苦寒泻肝胆实火之龙胆草，佐以治恶疮与腹内热结之金钱草，软坚散结之海藻、昆布，消肿定痛之降香，解热散结之夏枯草，化热毒、消肿核之蒲公英，治痈肿瘰疬之天葵子，消老癖坚块之三棱，退热散结之柴胡，更加除热破积、软坚散结、能化五金八石之硝石等为剂，以泻胆火而消坚结。合而成为本方。

病例：陈某，男，36岁。

初诊：1969年8月10日。

主诉：患胆结石已9年。

现病史：10年前曾发生黄疸，以后胆区常痛，胀闷，口苦作呕。9年前经武汉某医院确诊为胆结石，近来胆区疼痛更剧，因不愿手术，故来诊。

检查：舌红苔黄腻，脉弦数。1969年5月6日武汉市第六医院胆囊造影确诊有蚕豆大结石一枚。

分析：此湿热蕴结少阳，结聚成石。

中医诊断：胆胀。

西医诊断：胆囊结石。

治则：疏泄肝胆，清热泻火，软坚散结，化石止痛。

方药：上方加法半夏、玄明粉各10克，海金沙30克。

二诊：1969年8月30日。

服上方5剂，自觉脏腑通畅，胆区痛已愈，口苦亦平，小便色清，自以为病愈。后因参加游泳4小时，觉胆区又有隐痛，想结石尚未全化，嘱仍照原方断续多服数十剂，亦可共末蜜丸常服，以冀根除。

附：一年后经走访，述服上方60余剂，经武汉第六医院胆囊造影复查，结石已消失。

病毒性肝炎

病毒性肝炎一疾，张老在世时，尚无甲、乙、丙、丁、戊诸型病毒性肝炎之说。然各种肝炎的中医治疗大法基本是一致的，当时张老将病毒性肝炎分为无黄疸型肝炎和黄疸型肝炎两大类，但临证中必须遵从中医辨证施治的原则治方。

（一）无黄疸型肝炎

本病早期多无自觉症状，日久始觉肝脏渐渐肿大，肝区有自痛或压痛感，兼有脘闷食减、气逆嗳饱、神疲体倦等症。

外因六淫时邪侵袭，或内因七情郁结所伤，引起肝脏血瘀气滞，因而疏泄失职，影响脾胃消化功能。也有诸因素综合作用而成本病的。

治当疏肝、理气、消瘀、活血、散结、败毒。

方药：夏枯草 30 克，紫花地丁、蒲公英各 25 克，丹参 15 克，旋覆花（布包）、五灵脂、炒蒲黄、当归尾、赤芍、白芍、川厚朴、延胡索、生甘草、柴胡各 10 克。多加水浓煎，分 3 次温服，每日服 1 剂，以 15 剂为一疗程。停药观察其变化。如服后有效，可以续服 3 个疗程。

注：肝喜条达而恶抑郁，若情志不舒或感染病毒，则气滞血瘀，郁结为病，使肝脏肿痛。故首用消结软坚、下气行水，《金匮》用治肝著之旋覆花为君；佐以除烦热、破瘀血、生新血之丹参；入肝经血分，散瘀活血止痛之五灵脂；入厥阴血分，行血散瘀消肿之蒲黄；泻热消肿解毒之蒲公英；治一切无名肿毒之地丁；补肝血、泄肝火之夏枯草；泻肝火、散恶血之赤白芍；养血和血，治心腹诸痛之当归，配白芍，养肝柔肝；疏肝解郁，平少阳厥阴之邪热，宣畅气血之柴胡；除湿散满，能破宿血之厚朴；治气血凝结，上下内外诸痛之延胡索；而以甘平解毒、协和诸药之甘草，协同白芍能缓中止痛。综合成剂，为治一般肝炎之通用方。

按：张老诊治此型肝炎一般都不离辨证施治。然作为年轻中医要准确辨清证候性质本源，常常难以做到。临床上有的肝炎病无证可辨，仅西医检查各种指标异常。①若证候表现如上症，可用上方；若仅有肝区疼痛，或根本无任何不适，西医检查确诊为病毒性肝炎者，也可用上方治疗，往往能获效。②若患者表现为胃脘痞胀疼痛，纳少腹胀，大便稀溏，神疲体倦，肝区不痛或轻痛，胃脘处压痛明显者，属脾胃不和，健运失职，湿热中阻，结聚而成痃僻症，证属土壅木郁。用苓桂术甘汤、左金丸、枳术丸、小陷胸汤、橘枳姜汤等组合成方，以奏温运中阳，健脾益胃，理气散结，清热化痰，消胀进食之功。③若症见胁肋隐痛、五心烦热、骨蒸潮热、盗汗颧赤、眩晕耳鸣、两目干涩、口干咽燥、腰膝酸痛等症，则属肝肾阴虚、精血亏损，不能濡养肝脏及肝络而成。宜用左归饮、六味地黄丸、一贯煎等方加减。④若肝区疼痛者，可酌加炒蒲黄 30 克，炒五灵脂 30 克或降香 30 克。下面 3 个病例即反映出张老这种思想。

病例一：庞某，男，36 岁。

初诊：1963 年 2 月 16 日。

主诉：肝炎已三载。脘闷食少一周。

现病史：1960 年初患肝炎，因无明显症状，未予治疗。近一周来，出现脘闷食少，嗳气频频，急躁易怒，有时胁肋胀痛，大便不调，神疲体倦。

检查：肝在右肋弓下约三横指，有明显压痛，肝脏肿大且稍硬；脉弦劲；舌质深紫，苔薄白；查肝功能，血清谷丙转安酶 87，其余指标均正常。

分析：印象为肝气郁结，导致气滞血瘀而现上症。

中医诊断：胁胀。

西医诊断：慢性肝炎。

治则：疏肝解郁，行气消瘀，活血散结，败毒软坚。

方药：宗上方加醋炒鳖甲 15 克，炒枳实 10 克。7 剂。

二诊：1963 年 2 月 26 日。

服上方后，脘闷嗳气大减，大便渐调，精神转佳，体力增强，肝脏压痛已减，肝硬变软，舌紫减退，脉象弦劲转柔和。

方药：拟前方并 5 剂炼蜜为丸，每次 10 克，一日 3 次。

三诊：1963 年 6 月 8 日。

服药后肝脏全转柔软，肝大较前缩小大半，仅在右肋弓下一横指。饮食二便如常。脉象缓和，舌色无异。经化验肝功能全正常。拟原方续服，以期根除。

方药：宗上方再加醋制鳖甲 15 克，丹皮 10 克，并 5 剂为丸。

四诊：1963 年 8 月 2 日。

服上药后，肝大继续缩小，切之仅可触及。脉象和缓，舌色正常，质软而薄。体重增加，腹皮增厚，按之柔软。近来食思较弱。查肝功能，均正常。

方药：原方去丹皮，加白术、土鳖虫、陈皮、建曲、茯苓各 10 克，并五剂为丸，续服善后。

病例二：张某，男，42 岁。

初诊：1968 年 12 月 20 日。

主诉：肝炎八载，血吸虫肝病六年，近一年加重。

现病史：1960 年患急性肝炎，1962 年，经汉川县血防站查出患血吸虫肝病，于当年 10 月杀虫治疗，并切除脾脏。近年来肝区常痛，进食较少，肢体疲乏，胸脘痞闷胀满，大便稀溏，精神不振。

检查：脉象弦缓，苔白质淡。验血：GPT 117。

分析：此中阳欠运，湿盛脾虚，肝木乘之。

中医诊断：①胁痛；②痃癖。

治则：宜温通分利，不必专从肝病论治。

方药：白茯苓、白术、焦山楂各15克，炒枳壳、半夏、厚朴、桂枝、陈皮、瓜蒌皮各10克，炙甘草6克，吴茱萸、黄连各5克。

二诊：1969年2月15日。

服上方30余剂，自觉精神充沛，食欲体力增强。肝区痛已基本痊愈，唯有时过度劳累仍感胀痛，复查肝功能皆正常。因肝病根深蒂固，宜丸以代煎，以图根治。

方药：制鳖甲、白术、五灵脂、白茯苓、败酱草、制香附各60克，红柴胡50克，炒黄芩、郁金、枳壳、陈皮、蒲黄、桂枝、甘草各30克。共研细末，炼蜜为丸，每服10克，一日3次。

病例三：唐某，男，50岁。

初诊：1964年6月12日。

主诉：肝炎已六载。

现病史：1958年患急性黄疸型肝炎，经武汉市一医院住院治疗，黄疸消退，病情缓解而出院。此后反复发作，常觉胸肋胁隐痛，骨蒸潮热，五心烦热。近来咳嗽较剧，咳则牵引肝区作痛，痰白起泡。

检查：肝脏触之在肋下2厘米，按之坚硬。脉象浮弦，舌红绛苔少。查肝功能：谷丙转氨酶115单位，麝浊15单位，麝絮（++）。

分析：此乃肝肺俱伤，法当标本兼治。

中医诊断：①胁痛；②咳嗽。

西医诊断：慢性肝炎。

治则：清虚热、行滞气、破瘀血、降肺气、止咳嗽、化痰涎。

方药：银柴胡、苦杏仁、桃仁、郁金、炒枳壳、五灵脂、蒲黄、陈皮、川厚朴、前胡各10克，生甘草6克。

二诊：1964年7月2日。

服上方十余剂，咳嗽基本已平，胸胁痛亦减轻。唯入夜潮热，寐中盗汗，两目干涩，口干咽燥，夜间更甚，腰膝酸软。肝脏切之略变软，但仍拒按。脉弦涩细数，舌红苔少。宜滋补肝肾，平肝软坚，活血祛瘀之法，拟左归饮合失笑散损益。

方药：熟地、山萸肉、地骨皮、郁金、麦冬、枸杞子、五灵脂、蒲黄、银柴胡、桃仁各10克，炙甘草6克，制鳖甲15克。

三诊：1964年9月10日。

服上方2月余，各症大见好转。肿大肝脏已缩小，仅可触及，切之已变软，按亦不痛。诊脉弦涩，舌红苔薄白，查肝功能均正常。仍宗上方5剂，共末蜜丸。每次10克，一日2次，以善其后。

（二）黄疸型肝炎

黄疸型肝炎，中医亦无此病名，但与中医学“黄疸病”相似。黄疸一病，《黄帝内经》早有描述。此后，历代医家均做过深入研究，其表现为初起发热，脘闷腹胀，纳少作呕，精神疲乏，全身倦怠，在数日内逐渐出现一身面目小便皆黄，黄色鲜明如橘皮色。

本病外因时邪六淫病毒侵袭，内因七情抑郁，湿热阻遏，致脾胃运化失常，肝胆疏泄失职，胆汁外溢，故使一身尽黄。

治宜宣湿清热，疏泄肝胆，健运脾胃。

方药与用法：

1. 茵陈泻肝汤：西茵陈30克，炒槐角（研）、炒栀仁、酒炒龙胆草、焦山楂、川厚朴、炒建曲、炒麦芽、炒黄芩、红柴胡、广陈皮、白茯苓各10克。多加水煎，分3次温服，每日1剂，以15剂为一疗程。

2. 茵陈饮子：西茵陈60克，炒槐角（研）10克。开水冲泡，取汁代茶服，一日服1剂，以黄疸全退为度。

3. 糖矾豆：皂矾（又名青矾、绿矾）60克，小黑豆1000克，红砂糖500克。将皂矾化入一碗开水中，再将黑豆浸入其中，俟矾水尽吸入豆中，晒干。入铁锅内，慢火炒熟，微令枯焦，后将红砂糖撒入小黑豆内，务令炒匀，炒枯，成为糖炙小黑豆，俟冷，收藏在瓦罐或瓷瓶中。每次嚼服30～40粒，只能用白开水，或茵陈泡水送服更佳，切忌喝茶，一日3次，以黄退病愈为止。

注：

1. 方1以苦燥湿寒清热，善能退黄之茵陈蒿为主药；佐以苦寒纯阴，入肝经气分，清热凉血之槐角；味苦性寒泻三焦郁火，退五黄祛邪热之栀子；大苦大寒治时疾热黄，益肝胆泻火之龙胆草；苦平微寒，宣畅气血，平肝胆邪热之柴胡；性味苦寒，除脾土湿热，泻中焦实火之黄芩；苦辛甘淡散满，理气除湿之厚朴、陈皮、茯苓；辛甘酸咸而温，能消米面肉食油腻积滞之神曲、麦芽、山楂等组成消肝炎、退黄疸之有效方剂。

2. 茵陈饮子，药只两味，对一般黄疸疗效却很高，坚持服用，其效显著。

3. 皂矾内含硫酸亚铁，能入血分，伐肝木燥脾湿，下气解毒，治血证、脾病、食劳、水肿、黄肿诸病；配伍除胀利水消肿之黑豆（炒枯），及温肝和中，助脾气，缓肝气之砂糖。每日按法服3次，可自利黑色水样便数日，其黄自退。吾早年亲验。

病例一：明某，男，35岁。

初诊：1928年7月16日。

主诉：黄疸周余。

现病史：一周前发生一身面目皆黄，小便深黄如赭汁，伴肢体轻度浮肿，纳食不多，疲倦无力，终日嗜卧。

检查：诊脉弦缓，舌苔黄厚。

分析：此湿热郁蒸如罨然，肝胆气机阻滞，脾胃运化失职。

治则：健脾疏肝，清热凉血，利湿退黄。

方药：茵陈饮子及糖矾豆共用。

二诊：1928年8月2日。

服上两方半月，黄退大半，浮肿亦消，知味思食，精神好转。嘱原方续服，可望痊愈。

附记：半年后，其妻来云：服药三月，黄疸全退，浮肿全消。患者精神充沛，体力强健，病体完全恢复。

病例二：张某，男，38岁。

初诊：1965年8月23日。

主诉：黄疸已6天。

现病史：一身面目皆黄6天，初不自觉，黄浸渐深。目前微有恶寒发热，头晕作痛，脘闷不饥，纳食甚少，肢体乏力，大便灰白，小便短赤。

检查：面目一身尽黄，色黄鲜明。舌苔白厚腻滑，脉象弦长而数，切按腹部，肝脏肿大，坚硬如石，下端平脐，压痛明显。经西医验血检查（结果不详）诊断为急性传染性黄疸型肝炎。

分析：结合脉诊以观，湿热郁遏已久，脾弱肝旺。但身黄较甚，乃邪未透之证。

中医诊断：黄疸（阳黄）。

治则：泻肝理脾。拟茵陈蒿汤、泻肝汤、保和丸三方加减综合为剂，以冀邪透。

方药：见上，6剂。

二诊：1965年8月30日。

服上方后，脉症如前，唯纳食稍好转，身黄更剧。此病情发展正达高峰，过此则黄色自退，不可疑为药误或病情加重。仍宗原方去甘草，茵陈改为30克。7剂。

三诊：1965年9月8日。

身面小便黄色颇减，胃纳更佳，但多食则胀，午后头晕，肝脏略小，硬度稍软。仍宗前法，注重退黄软坚。

方药：茵陈30克，山楂炭15克，炒槐角（研）、煨莪术、炒黄芩、炒枳实、厚朴、酒炒龙胆草、炒栀子、谷芽、麦芽、炒神曲、花青皮各10克。间日1剂，5剂。

四诊：1965年9月18日。

服上药后，身面小便黄色减退过半，食量大增，头晕全已。仍宗上方，除每日1剂外，更须丸剂缓服。丸方：①醋煅皂矾60克。②苍术、厚朴各60克，陈皮、甘草各30克。③醋浸粟米720克，炒成炭，令烟尽为度。以上3种共碾极细末，过箩，醋打面糊为丸，小豆大。晒干。每次20枚，每日2～3次。饭前米汤下。

五诊：1965年10月4日。

半月来，汤丸并进，黄疸已退八九。肝肿缩小，为肋下一指，柔软。食量正常，大便日行二次。续服上药。

六诊：1965 年 11 月 4 日。

服上方 1 个月，黄疸全退，症状皆平。经西医检查，各项指标均正常，病已痊愈。

肝硬化

肝区多有不同程度的疼痛，有自觉不痛只感压痛的，有时痛时止的，有隐痛不休的，有阵发性刺痛的，或肋连胁痛及肋连背痛的，……有肝脏肿大的，也有萎缩到不可触及的，脾脏也多肿大，还有在外表皮肤上出现蜘蛛痣、红斑掌、腹壁青筋暴露，在内则食道静脉曲张，脘腹痞满，胀闷拒按，食少呕恶，便溏或结，疲乏无力，神倦形瘦，体重减轻。病情严重者则发生黄疸及腹水。

病由肝炎日久，使血瘀气滞，门脉阻塞。因肝主疏泄，性喜条达，肝病则障碍疏泄功能，失其条达之性，因而影响脾胃运化，故出现上述各种症状。

治法视肝区症状与脾胃症状的轻重辨证施治。

1. 肝区疼痛较重，肝肿较大，脾胃症状较轻者，则当清热、凉肝、除湿、退黄、活血、止痛、软坚、散结。以治肝为主。

方药：夏枯草、蒲公英、绵茵陈各 30 克，海藻、制鳖甲各 15 克，昆布、炒槐角、煨莪术、煨三棱、赤芍、旋覆花（布包）、五灵脂、蒲黄各 10 克。水煎，两日 1 剂，分 4 次温服（一日两次）。如无不良反应，可续服两月，至肝区不痛，肝脏变软，肝脏缩小停药。

注：肝硬化未累及脾胃者，即肝病重，脾胃病轻，则着

重治肝。故用茵陈、槐角清热凉肝、除湿退黄，三棱破血中之气，莪术破气中之血，海藻、昆布软坚散结，鳖甲入肝除热散结而养阴，夏枯草补肝散结、解热而泻火，五灵脂入肝经和血止痛，蒲黄入肝经行血消瘀，蒲公英败毒消肿核，旋覆花消结治肝著，赤芍泻恶血而除肝火。凡肝炎日久，肝脏肿大，坚硬作痛，肝功能较差者，皆可用此方多服。

2. 脘中痞痛胀满，纳少神疲，大便不调，脾胃症状严重，肝区症状较轻者，当以健运中焦，治脾胃为主。

方药：白茯苓、瓜蒌皮、焦山楂各15克，桂枝、淡吴茱萸、黄连炭各5克，炙甘草、陈皮、炒枳实、白术、法半夏各10克，生姜3片。水煎，日1剂，分3次温服。如无不良反应，可连续服1个月，至症状消失后停药，并守禁忌，虽病情严重，也望取得显著疗效。

注：肝硬化影响脾胃功能，脾胃病重，肝病较轻，则着重治疗脾胃。故用白术健脾，甘草益胃，茯苓渗湿，陈皮理气，半夏燥湿痰，瓜蒌皮祛热痰，桂枝通阳，吴茱萸下气温中，黄连苦降燥湿开郁，山楂酸温消滞磨积，生姜和胃健脾，厚朴散满，枳壳宽中。此方合苓桂术甘汤、左金丸、枳术丸、小陷胸汤、二陈汤、橘枳姜汤数方，组成此方，以温中通阳，健脾益胃，理气化痰，消胀进食。凡脾胃失运，脘痞拒按，嗳饱气逆，二便不调，常服此方，都能获效。

禁忌：凡属肝炎、肝硬化及并发腹水或续发黄疸的，都应遵守下列禁忌。

（1）饮食方面，禁各种酒、辣椒、花椒、胡椒、姜、葱、蒜；虾，蟹，鲤鱼，鲇鱼，黄颡鱼；猪头，猪蹄脚，羊肉，牛肉，狗肉；鸡肉、鸽肉等。

（2）生活方面，戒绝房事、忧愁、怒恼。

病例一：喻某，男，36岁。

初诊：1968年4月11日。

主诉：肝病8年。

现病史：述1960年患肝病，反复发作。经中西医治疗，效果不显。现右胁肋经常痞痛。脘腹胀满，恶心呕吐，食少便溏，形体消瘦，神疲乏力。

检查：舌色紫暗，苔薄白。左胸第三肋处见一蜘蛛痣。脾在肋下三厘米，肝肿犹如掌大，约为八厘米，如石拒按；脉浮弦数。舌色紫暗，苔薄白。经武汉同济医院查肝功能：谷丙转氨酶140单位，麝香草酚浊度试验16单位，脑磷脂胆固醇絮状试验（+++），硫酸锌浊度20单位，高田氏试验（+++），血浆白蛋白3克，球蛋白4克，白、球比值0.75 ∶ 1。上消化道吞钡透视显示：食道下段静脉曲张。

分析：此肝脾胃俱病，痰饮湿热食滞与气血结聚成痞块。

中医诊断：①胁痛；②癥瘕。

西医诊断：肝硬化。

治则：拟疏肝行气，通络活血，化痰涤饮，健脾消滞。

方药：见上治肝为主方。10剂。

二诊：1968年5月22日。

服上方一月余，脘中痞硬已除。肝区仍痛，肝功能未复，蛋白倒置，各症依然。脉诊弦象已平，至数仍数。此中焦痰饮虽散，但肝病未减。拟散结攻坚。

方药：上方加败酱草15克。

三诊：1968年7月8日。

服上药一月半，肝硬转软，肝在肋下仅可及，有时微痛，按之则安。精神较好，食思颇佳，腹胀基本已平。仍宗原方续服，以期根治。

四诊：1968 年 8 月 9 日。

再服上方 12 剂后来云：三诊之次日，至武汉同济医院查血，谷丙转安酶 38，总蛋白 7.2 克，白蛋白 4.2 克，球蛋白 2.6 克，白、球比值为 1.77，肝功能已正常。本病已基本治愈，兹当扶正气，清余邪以善后。

方药：南沙参、赤芍、白芍、玉竹、白茯苓、制鳖甲各 15 克，丹参、陈皮、炒谷芽、白术、炒枳实各 10 克，甘草 6 克。5 剂。

病例二：叶某，女，47 岁。

初诊：1975 年 2 月 23 日。

主诉：胃脘痞胀近 5 年。

现病史：述 1970 年即生胃脘痞胀，反复发作。去年 12 月 24 日突然加重，腹痛甚胀气，四肢无力，头晕目眩，心悸。即送汉川县人民医院，经超声波及血液检查，确诊为：①肝硬化腹水；②左肾肿大下垂。曾用西药治疗（药名不详），腹水稍减，但不久又生。现胃脘痞胀，纳呆，腹胀如鼓，小便短少，大便稀溏量少。述十年前患有黄疸型肝炎，黄疸消失后，以为病痊，再未治疗。亦曾有血吸虫病史。

检查：腹部肿胀，按之濡软，尚有如囊裹水之感，脉浮弦数而涩。舌暗红苔白。

分析：印象为肝炎日久，肝脾失调，脾胃受损，中阳失运，水饮内停，渐成臌胀。

中医诊断：臌胀（水臌）。

治则：温运中阳、健脾益胃、理气化痰、利水消胀。

方药：宗治脾胃严重方去焦山楂，加大腹皮、焦三仙、莱菔子各15克，木香、砂仁各10克，薏苡仁60克。

二诊：1975年4月6日。

服上方30余剂，胃脘痞胀、腹满大减，饮食稍增，小便正常。中脘按之尚有抵抗感。叩之仍有轻度腹水。唯进食仍少，脘痞腹胀，大便稀溏，神倦乏力。诊脉弦缓，舌暗红，苔白厚，此属脾胃气虚、寒湿中阻、气滞水停。拟香砂六君子汤加减。

方药：党参、茯苓各60克，白术、泽泻各25克，莱菔子、大腹皮各15克，枳壳、桂枝、炙甘草、砂仁、厚朴、木香各10克，生姜3片。

三诊：1975年7月13日。

又服上方60余剂。脘腹胀满全消，纳食倍增，精神体力转佳，二便正常，唯有时胸背胁肋作胀。脉弦涩，舌紫暗，苔薄白，切按胃脘部有一大约四横指长形包块，表面光滑，边缘整齐，质稍硬。此乃肝郁气滞，血瘀，水停，聚结而成之积证未痊。当疏肝、解郁、理脾、活血、清热、利湿。丸剂缓图。

方药：肝硬化腹水丸（见肝硬化腹水），嘱其常服不辍。

附：10年后，其兄来云，服上药半年后，曾到县人民医院复查，各项正常，病已痊愈。至今无任何不适。

肝硬化腹水（臌胀）

脘腹坚硬胀满如鼓，肝区时痛，腹壁静脉怒张，肢体出现明显蜘蛛痣及红斑掌，四肢干瘦，食少，溺短，神倦，体困，动则气短作喘，也有发生黄疸的，日久失治，则正气衰竭，发生肝性昏迷而致死亡。

本病为肝脏气滞血瘀，导致脾胃运化失常，湿郁热遏，致三焦决渎失职，水道不利，因而形成腹水。

治以疏肝，理脾，活血，消瘀，清热，利湿，软坚，散结，丸剂缓图。

方药：苍术、白术、厚朴、枳实、旋覆花炭、煨三棱、煨莪术、陈皮、赤芍、白芍、昆布、海藻、槟榔各60克，醋炒鳖甲、败酱草各90克，茵陈、炒槐角、蒲公英、地丁、红饭豆各120克，干土鳖、干蝼蛄各30个。共炒焦，研极细。另用：皂矾200克，入250克醋中，加热溶化，再加入粟米1000克，拌匀，晒干，入锅内慢火炒成炭，待烟尽，俟冷，隔纸将粟米炭摊地上，约2小时许以去火气，研极细，再合入上药末中共研匀，然后用面粉750克加醋与水各半，打成糊，和合为丸，如黄豆大，晒干，每次服30粒，饭前温糖开水送下，每日3次。如服后胃中有嘈杂感，可只服20粒或10粒，待反应消失时，每日加服5粒，逐渐加至每次30粒，最多每次不得超过40粒。如服一料后，病势减退，可照方配制继续多服，以愈为度。

注：本病治法，与水肿病根本不同。唐代孙思邈有“治蛊（鼓）以水药，治水以蛊药，或但见胀满，皆以水药，如此者，仲景所云，愚医杀之”的论断。但未指出病根在肝。

新中国成立前，余曾治愈本病几例，其方药全从前人治黄疸及肝病的基础上立法。新中国成立以后，又在此基础上，通过对患者的走访，对方药的探索，检查得失，总结疗效，作了多次改进，始成为本条所介绍之方剂。

本方以《金匮要略》“见肝之病，知肝传脾，当先实脾”之论为主导。因肝藏血而主疏泄，肝病则血瘀气滞，不能疏泄脾土，脾病则不能为胃行其津液，又不能制约肾水，致水气泛溢入肠胃之间，成为腹皮绷急、静脉怒张之腹水膨胀病。治法当以健脾益胃而资其运化机转，更以破血消瘀散其坚结，而复其疏泄功能。其机制是使瘀血消则新血自生，脾胃健则运转正常，水道自利。

方药组成，是宗周益公的阴骘丸，用利湿散满、健脾益胃之平胃散，消瘀活血之醋煅皂矾，补脾胃、利小便之粟米用醋浸炒炭为主药。助以治肝著之旋覆花；治黄疸之茵陈与槐角；佐以消瘀行气、破结攻积之三棱、莪术、鳖甲、枳实、赤芍；败毒消肿之地丁、蒲公英；软坚利水之昆布、海藻；使以逐水通络之土鳖、蝼蛄等药。和合炒研，醋糊为丸。

凡肝硬化腹水膨胀重病，只要元气未败，如能坚持服用此药，更守上述禁忌，可望转危为安，以至完全治愈。

病例一：李某，男，44 岁。

初诊：1969 年 3 月 4 日。

主诉：肝硬化腹水发现近一个月。

现病史：1963 年曾患黄疸型肝炎，服中药后黄疸消失，此后身体一向尚可。于当年 28 日，忽大量吐血而昏倒。经抢救病情缓解。血虽未吐，然大便色黑多日，从此肢体肿胀，面目浮肿，腹胀如鼓，腿肿如柱，初用双氢克尿塞肿消，继用则效果不显。经武汉市第二医院食道吞钡超声波等检查确诊为“肝硬化腹水”。查肝功能：谷丙转安酶高达 330 单位，其他血象、肝功能俱差（检查结果未带）。

检查：肤色目睛淡黄，周身肿胀，腹部膨隆如抱瓮。舌苔白腻微黄，舌质紫暗。诊脉弦劲，下肢凹陷性浮肿。

分析：此气血大虚，肝阳盛旺，加以湿热阻遏，水气不化而成。

中医诊断：臌胀（水臌）。

西医诊断：肝硬化腹水。

治则：柔肝健脾，散结软坚，清热泄湿，兼以败毒。

方药：

1. 汤方：绵茵陈 25 克，旋覆花、炒槐角、煨三棱、煨莪术、白术、白芍、枳实各 10 克，海藻、昆布、茯苓各 15 克，地丁、蒲公英、夏枯草各 30 克，白花蛇舌草 60 克。2 日 1 剂，空腹时服。

2. 丸方：见本节肝硬化腹水丸。

二诊：1969 年 4 月 17 日。

服上汤方 15 剂，服丸药半月，肿胀全消，食量倍增，唯夜寐欠佳，脉象仍弦，左寸独花，此血虚未复、心神失养之故。

方药：

1. 汤方：炒酸枣仁、朱茯神、当归、熟地、合欢皮、远志肉、炒谷芽、寸冬、泽泻各 10 克，丹参、沙参、龙牡粉各 15 克。3 剂。

2. 丸方照服。

三诊：1969 年 5 月 3 日。

一个月以来一切正常，形体完全恢复，腹部柔软平坦，肝部可以触及，左叶稍大，按之略硬。脾脏大约 3 厘米，脉象舌苔正常，病已基本控制。

建议：①不要参加体力劳动。②饮食后不屈背弯腰。③不食坚硬难消化食物。④丸药继续照服。

四诊：1969 年 7 月 23 日。

复查肝功能已正常，超声波指示，腹水仅深 0.5 厘米。亦无明显不适，舌脉如常。嘱续服丸剂，以冀根治。

翌年8月15日来信云：服丸药近一年，经西医检查，肝脏已变软，腹水消失，查肝功能、血象均正常，是原病已痊。

病例二：陈某，男，38岁。

初诊：1969年9月14日。

主诉：肝炎发现近2年。

现病史：1967年初患黄疸肝炎，经治黄疸消失，症状缓解而停药。今年7月肝炎复发，经咸宁某医院治疗，病情日趋恶化。至8月11日开始腹胀，渐至腹大如鼓，肾囊如匏，腿肿如柱，日不能食，夜不能寐，胸胁胀满，动则气短喘促，小便短涩。武汉各大医院均诊断为肝硬化腹水。

检查：精神萎靡，面色灰褐，全身浮肿，胸部散见3个蜘蛛痣，胸胁肿胀，腹皮绷急光亮，青筋暴露。腹水征（+）。双下肢呈凹陷性水肿。脉象弦细。舌胖嫩，苔白滑。上消化道吞钡示：食道下段静脉曲张。查肝功能：谷-丙转氨酶496单位，麝香草酚浊度试验29单位，脑磷脂胆固醇絮状试验（+++），硫酸锌浊度试验36单位，高田荒试验（+++）。同位素扫描：肝外形不规则，显影稀疏。

中医诊断：水臌、水肿。

西医诊断：肝硬化腹水合并肾炎。

治则：先治肾炎以消水肿，后治肝硬化以消膨胀。

方药：细辛3克，麻黄、桂枝各6克，熟附片、木通各10克，白茯苓、白术、白芍、泽泻、炒地肤子、炒知母各5克，赤小豆25克，生姜5片。

二诊：1969年9月18日。

四日来服上方2剂，小便增多，腹胀略缓，双腿肿消至两膝下，阴囊肿消过半。夜能平卧安睡3小时，日能食三餐，每餐能进食一两多。仍宗上方，略加剂量，按上方麻黄、桂枝各加3克，连皮苓加15克，熟附片加6克，另加炒枳壳10克，大腹皮15克。5剂。

三诊：1969年9月25日。

服上方后，下肢浮肿全消，阴囊肿已消至正常；精神大好，能上山散步，气平不喘；日可食八两，每餐可食二两多；夜寐甚佳，舌色正常，舌苔薄白。切诊：脉弦缓细，腹胀转软，肝大坚硬，触之上有结节，今当停止治肾，专行理肝。

方药：绵茵陈、蒲公英、地丁各30克，夏枯草60克，炒槐角、海藻、昆布各15克，煨三棱、煨莪术、赤芍、旋覆花（布包）、炒枳实各10克。

四诊：1969年10月27日。

服上药一月，腹部胀满又减，肢体肿胀再未现，日纳食约一斤，精神睡眠更好。按上方加败酱草30克。3剂。

五诊：1969年11月1日。

腹胀消除大半，肝硬已软，结节全消，表面光滑。仍服上方。按上方加白茅根30克。10剂。

六诊：1969年12月3日。

症状依次减退，肝硬化腹水似已基本消除，宜丸以代煎。丸方见上。

数年后，其引荐之刘医师来云：患者已彻底康复，各项检查指标均正常。

肾与膀胱病证

热淋（泌尿系感染）

本病常尿频尿急，甚则不能控制，小便时尿道有灼热和刺痛感。小腹常觉坠胀，腰痛，有的伴有恶寒发热，尿检有红、白细胞。

刘完素《河间六书·淋》说："淋是小便涩痛，乃热客膀胱，郁结不能渗泄故也。"《景岳全书·淋浊》亦云："淋之初病，则无不由乎热剧。"本病主要由湿热蕴于下焦，膀胱气化失常所致。

治宜清利下焦湿热，宣通膀胱气机。

方药：白薇、升麻、柴胡、黄柏、知母、茺蔚子、天葵子、栀子、炒地肤子各10克，六一散（包）、车前子各15克，蒲公英、地丁各30克，桂枝5克。水煎，一日1剂，分3次温服，5剂为一疗程。

注：泌尿系急性炎症所引起的尿频尿急或尿时刺痛及有热辣感，多由湿热蕴于下焦。故用李东垣治小便秘涩之滋肾丸，以黄柏、知母苦辛而寒以泻火；桂枝辛甘性温以化气；再加栀子苦寒清泻三焦郁火从小便出；车前子、地肤子、六一散泻热降火，利小便而通淋；白薇、茺蔚子活血去瘀通淋秘而行水；地丁、蒲公英败毒消炎以通淋；柴胡、升麻升清散火开郁而解毒。组合成剂，以期达到清热泄湿，败毒泻火，使小便利，则炎症自消。

病例：唐某，女。

初诊：1968年10月29日。

主诉：尿频尿急尿痛年余，近发已3天。

现病史：一年前，因产后弥月，汗出淋雨而起小便频急短赤，日夜二十余次。伴恶寒发热，头目胀痛，口燥咽干，小腹坠胀作痛。经用西药（药名不详），病情缓解。此后反复发作。3天前，又生尿频尿急，尿时艰涩刺痛，伴小腹胀坠作痛，自觉膀胱如汤渍，尿道内痒痛难名。

检查：诊脉沉弦而数，舌红苔黄腻。查尿常规：白细胞+++，红细胞++。尿液涂片镜检，发现大肠杆菌。

分析：此热邪结于下焦，膀胱气化失职。

中医诊断：热淋。

西医诊断：尿路感染。

治则：清利下焦湿热，宣通膀胱气机。

方药：见上。

二诊：1968年11月5日。

服药5剂，尿次已减大半，二便通调，坠胀痒痛已平。已过月经汛期，至今月事未行。脉弦涩寸关大，舌红苔白。

方药：地丁、茅根、蒲公英各30克，白薇、茺蔚子、沙参各15克，泽兰、栀子、甘草梢、知母、桔梗、升麻、天葵子各10克。

三诊：1968年11月25日。

服上方10剂后，原病已愈，查尿常规正常，月经已潮，嘱不必吃药。

血淋

尿中时带血点、血丝，或血片，尿意频数，尿量短少，溺时作痛，伴有小腹胀痛感，小便检查常有脓球、红细胞出现。

《千金方·淋闭》曰："热结中焦，则为坚，下焦则为尿血，令人淋闭不通。"朱震亨也谓："淋有五，皆属乎热。"本病为热毒郁于下焦血分，灼伤血络而成。

治当清热、凉血、利湿、败毒、养血、止血。

方药：小蓟根、丹皮、炒栀子仁、炒蒲黄、白芍、茜草根、炒黄柏、木通、软白薇、萹蓄各10克，干生地15克，白茅根30克。水煎，分3次服，9剂为一疗程。

注：尿中带血，溺时滴沥涩痛，方书谓之血淋，因下焦湿热郁于血分，损伤血络，致血外溢。故用能破瘀生新、保精养血的小蓟根；和血凉血、除热泻火消瘀之牡丹皮；解三焦郁火之栀仁；泻下焦湿热之黄柏；泻火消瘀、利小便、治热淋之茅根、萹蓄；消瘀滞、生行血、熟止血之茜草、蒲黄；清热利湿之木通；凉血生血、消瘀泻火之干生地；散恶血、养肝血、利小便之白芍；下水气、利阴气、治热淋之白薇等为剂。以凉血清热、消瘀利尿、养血止血。

病例：樊某，女，26岁。

初诊：1963年6月5日。

主诉：尿痛带血已半年。

现病史：年初发现小溲频数短黄，尿液中带有血丝，伴尿道疼痛，小腹胀痛灼热，反复发作。服西药呋喃坦啶等暂缓，停药又发，至今未痊愈。

检查：诊脉沉弦而数，尺部坚实而有力。查尿常规：红细胞＋＋＋＋，脓细胞＋＋＋。

分析：经言：“热盛则廷孔郁结。”实为本病主因。热郁下焦，气化不行，伤及血分，血络破损而成。

中医诊断：血淋。

西医诊断：①肾结核；②膀胱或肾脏肿瘤？

治则：清热、利湿、凉血、败毒、养血、止血。

方药：见上。

二诊：1963年6月17日。

服药5剂，溺血全无，小溲频数亦减，脉数亦平，查小便，红细胞＋＋。仍宗前法。

方药：原方加萹蓄10克，藕节3枚（捣碎），水煎服。

三诊：1963年6月23日。

服药后，症状全部消失，尿检正常。患者要求根治，与原方再服5剂，以冀除根。

石淋（泌尿系结石）

本证以尿中夹砂石，小便艰涩疼痛，排尿时突然中断，伴腰痛、小腹痛、脐腹两侧或左或右侧痛，甚则剧烈绞痛，查尿常规有红细胞。如结石在左肾则腰痛左甚，在右肾则腰痛右甚，如在左侧输尿管内则腹左痛甚，在右侧输尿管内则腹右痛甚，如结石在膀胱内则小腹痛甚。

尿中杂质因湿热郁蒸，蕴结而成砂石。

治以清热利湿、散结软坚、化石排石。

方药：

1. 汤方。冬葵子30克，金钱草60克，滑石、干生地、玄参、榆白皮、车前子、石韦各15克，硝石（即火硝）15克（研极细末，分3次冲服）。另加五加皮、地榆各500克，半炒炭，半生用，二味共研极细末，分成30包（每包用布扎好）。上药除硝石分冲外，每剂加入五加皮合地榆粉末1包，加水熬浓汁，分3次温服，一日服完，停药两日，再如上法煎服1剂。如此3日服药1剂，30剂为一疗程。计90天服完。

2. 另方：金砂牛（即山上大马蚁），以色黄者为佳，黑色的亦可用，越多越好，在锅内炒焦，研成极细粉末，每次0.3克，同硝石冲入药汁中服，每剂药只用0.9克，分3次服。此方由广东中医张景述传来。

注：尿中杂质蕴结成石，法当软坚破结、清热利湿为治。故以能消积聚结瘕、留血停痰，柔五金，消八石，甘辛咸寒之硝石以消之；能治恶疮、散热结、今人用治结石有卓效、甘寒之金钱草以散之；与能治气癃、利小便、下石淋、甘寒之车前草以下之；能入肾经、壮水泻火、增液滋阴、甘苦咸寒之生地、玄参以滋润之；能走膀胱、益阴利水、散结通淋、甘苦性寒之石韦、滑石以攻逐之；能通关格、下石淋、利便通水、甘寒淡滑之冬葵子，与能治五淋、通二便、下有形留著之物、甘滑下降之榆白皮二味，皆有滑可去著之功；更加能去瘀血、破恶血、治湿痹痛痹、气味辛温之五加皮，与除恶肉、治恶疮及诸血痹痛风、味苦性寒之地榆二味，皆有煮石可烂之力。至于金砂牛（即山蚂蚁黄色者），本草未载其功用，南方人用以炒研治泌尿系结石。

病例：江某，男，32岁。

初诊：1965年3月24日。

主诉：右腰部酸胀已年余。阵发性剧痛已3天。

现病史：一年前，发生腰部酸胀，余无不适，故未注意。3天前，突发右腰部阵发性剧痛，并牵引右少腹作痛，伴小便频数。

检查：舌红苔薄白，脉弦细而数。查尿常规：红细胞＋＋＋＋，白细胞＋＋。经武汉市某医院拍片诊断为右肾结石，1.2厘米×1厘米。

分析：下焦湿热蕴结，煎熬尿中杂质，日久结为砂石。

中医诊断：石淋。

西医诊断：右肾结石。

治则：清热利湿、散结软坚、化石排石。

方药：见上。

二诊：1965年5月28日。

服上药2月，腰痛及酸胀已止，少腹胀痛已平。昨日拍片复查：尿检正常，结石已化小（0.8厘米×1厘米），且下降至输尿管第一狭窄处。仍宗上方去仙鹤草，续服。

三诊：1965年6月28日。

又服上方1个月，经拍片结石持续变小，已降入膀胱。仍宗原方服用。

四诊：1965年7月30日。

续用上药1个月，昨日上午9时突然发生尿时剧痛，随即排出一石（0.4厘米×0.5厘米），不规则褐色结石，表面粗糙有刺，坚硬如铁。

膏淋（乳糜尿）

患者尿如乳汁，尿中间有条状、片状之胶状凝固物，自觉腰酸腿软，头昏目眩，甚则面色萎黄，身体瘦削。

本病为脾肾阳虚，湿浊下注，或血丝虫感染。

治以温补脾肾，散寒利湿。

方药：炙黄芪、党参、白术、萆薢、杜仲、菟丝子各15克，干姜、益智仁、炙甘草、贯众、升麻各10克，白芷12克，茯苓25克。多加水浓煎，一日3次，饭前温服，以10剂为一疗程。

注：本病为脾肾阳虚，湿浊壅盛，或感染血丝虫，久病损伤脾肾之阳，致湿浊下壅引起。本方用大补元阳、甘温益气之黄芪、党参、白术、茯苓、甘草；佐以补火逐寒、辛温大热之干姜、益智仁；滋肾补肝、甘温辛润之杜仲、菟丝子；散风除湿、苦寒辛温之升麻、白芷、萆薢。而萆薢又有治失溺遗浊，分利小便之功能。更加一味能治崩中带下、解毒杀虫之贯众。组合成方，用于治疗乳糜尿，通过实践，较其他药方疗效为好。

病例：杜某，女，28岁。

初诊：1966年10月5日。

主诉：尿如乳汁已4个月。

现病史：4个月前发生尿如乳汁，并带成条成块透明如凉粉状之物，伴腰脊坠胀酸痛，头晕目眩，精神疲乏，气短音低，纳食不香。

检查：脉沉迟而细，舌苔灰厚而滑，形容憔悴，身体瘦削，神色萎靡，气短音低。

分析：综合脉证，似属肾脾先虚，寒湿侵袭，久羁不解，累及奇经之任、督、带三脉。

中医诊断：膏淋。

西医诊断：乳糜尿。

治则：温肾补脾，散寒泄湿。

方药：见上。5剂

二诊：1966年10月10日。

服药后，混浊尿液转淡。曾出现一次尿色正常，为以前数月所未见。但脉色如前，想脾肾亏虚已久，寒湿过重，须大剂温补为宜。

方药：仍宗原方，炙黄芪、党参、萆薢、菟丝子各加15克，干姜、益智仁各加10克，5剂。

三诊：1966年10月17日。

先是尿色转黄，中带黄色索状透明物，后来尿色完全正常。七日来，未见乳糜尿，眩晕腰痛大减，下部微有坠胀感，脉象缓和，灰苔转白，神色均佳，是温补分利已效。

方药：仍宗上方，加炙升麻10克。一日1剂（10剂）。

四诊：1966年11月20日。

续服上方16剂，尿色完全正常，神气色脉均佳，月来纳食甚香。近数日来，口味呆钝，视舌苔中心浊厚，口唇焦干起皮，此食滞脾弱之证。因脾主肌肉，其华在唇，食滞于中不消，则酿热化燥，故唇口出现皴揭焦干起皮现象，拟以前方增减，加入消导之味。

方药：

1. 黄芪、茯苓各15克，白术、神曲、贯众炭、知母炭、狗脊、枳实、谷芽、益智仁、焦山楂、萆薢各10克。3剂。

2. 另照本节方药并5剂共末蜜丸，每服10克，一日2次，温开水送下，以巩固疗效。

尿　血

尿血是指小便中混有血液或血块的病证。其与血淋症状相似，两者区别是以排尿痛为血淋；不痛或痛不甚者则为尿血。前证病在气分，本病病在血分。

尿血《内经》称为溲血、溺血。《素问·气厥论》曰：“胞移热于膀胱，则癃溺血。”《金匮要略·五脏风寒积聚病脉证并治第十一》云：“热在下焦则尿血。”上论均说明尿血之证多因热蓄肾与膀胱，损伤血络所致。亦有因脾肾气虚，气不摄血所成者。本节所述两种为难治之类型，故列出。

（一）阴虚尿血

小便常呈红色，化验检查常有多量红细胞，有时肉眼可见血尿或如洗肉水一样的尿，自觉时有腰痛，并无其他痛楚，经过各种检查化验，泌尿系各部未发现异常，虽经中西医治疗，效均不显。

病因：肝肾真阴亏损，络脉暗伤。

治宜滋肝补肾，益阴养血，凉血止血。

方药：制首乌、生地、菟丝子、生地榆、阿胶、茜草炭各10克，仙鹤草、制龟板各25克，白薇、仙桃草各10克，旱莲草、白茅根各30克。加水浓煎，分3次温服。阿胶另烊化，分3次冲服。10剂为一疗程。

注：尿血原因非一，本病为阴虚络伤，故用首乌、生地补肝肾之阴以凉血而泻火，阿胶、龟板滋肾养血而补阴；仙鹤草、仙桃草、旱莲草养阴补肾而止血；茜草、地榆、白薇、白茅根入下焦治伤中淋露而止血；菟丝子治劳伤淋沥，

强阴益精。合而为剂以滋肝补肾，益阴养血，凉血止血。

病例：刘某，男，38岁。

初诊：1970年9月8日。

主诉：尿血已8个月。

现病史：去年秋季始发腰痛，今年元月出现尿血。经中西药多方治疗，至今效果不显。现时有肉眼血尿，伴腰痛，余无不适。

检查：脉沉弦缓无力，舌红苔少。8月5日，经武汉某医院做膀胱镜检查，进镜容易，两侧输尿管口清楚可见，在膀胱内可见白色分泌物，不像肿瘤，见其状无立体感，亦未见基底。9月1日，在武汉协和医院做膀胱造影：第一片，未见明确之肿块负性影；第二片中于膀胱下部隐约可见密度增高之块影，与外院片分泌性造影之膀胱示负影位置大致相似，故尚难肯定有无肿瘤存在。

分析：此肝肾真阴大亏，血络受伤。膀胱可能有出血病灶。

中医诊断：尿血。

治则：滋补肾肝、益阴养血、凉血止血。

方药：见上。

二诊：1970年9月14日。

服上方5剂，尿血已无，腰痛大减，仍宗上方并5剂为丸，如梧桐子大，每次50粒，一日两次，空腹时温开水送下。

三诊：1970年12月20日。

服上药三月余，尿血一直未出现，腰痛早愈。亦无其他不适。询及能否停药，遂嘱停药。

（二）肾结核尿血

腰膂常痛，小腹时胀，小便每日二十多次，尿中经常带血，溺时刺痛，经造影拍片，确诊为双侧肾结核，不能手术，经各种治疗疗效不显。

本证为痨虫伤肾，阴虚内热，虚火伤络。

治法：正虚当补，邪实宜泻。法宜先泻其实，后补其虚。

方药：百部根15克，海金沙、石韦、泽泻、瞿麦、车前子、篇蓄、山栀仁、通草、白薇各10克，白茅根、白花蛇舌草各30克。每剂加水3磅，熬成1磅，一日分3次服。以40剂为一疗程。

注：此种尿血由痨虫（结核杆菌）损伤肾脏之络所致，故用甘苦微温之百部根杀一切蛀虫，治骨蒸传尸痨（结核病），为主药；佐以苦咸而寒之白薇治血热伤中淋露；苦平利小便治热淋之萹蓄；苦寒治邪热淋病要药之瞿麦；甘苦微寒治五劳、益精气之石韦；甘淡微咸治淋沥尿血之泽泻；苦寒色赤解郁火、治血淋之山栀仁；甘寒凉血利小便治五淋之车前子；甘寒淡渗除小肠湿热、治五淋茎痛之海金沙；色白性寒味淡、利小便、治五淋之通草；甘寒益气、凉血消瘀、利小便之白茅根；甘寒滑淡、泻火通窍、利小便、治石淋之六一散；更加甘淡性凉、清热解毒、活血利尿之白花蛇舌草等为剂。先治其出血灶。

病例：王某，男，30岁。

初诊：1966年3月18日。

主诉：尿痛、尿常带血条已4年。

现病史：述1962年初，发生尿频、尿急、尿痛，经武汉某医院查尿常规，蛋白微量，红细胞少许，脓细胞+。诊断为泌尿系感染，予西药（药名不详）少效。继经尿涂片，找到结核杆菌；做泌尿系造影拍片，确诊为双侧肾结核。虽不断内服异烟肼和注射链霉素等，效果不显，反应却极大。现腰膂及小腹常痛，小便频数，每日 20 余次，尿时有刺痛感，尚能忍受，经常尿血，或尿中带血条。伴午后低热，五心烦热，夜间盗汗，口渴饮冷，纳食甚少，情绪悲观。

检查：形瘦颧赤，面色萎黄，苔白舌红，脉象虚数。

分析：痨虫久羁肾与膀胱，邪实正虚。邪实为热郁膀胱，故尿频、尿急、尿痛；损伤血络，故尿血，或尿带血条；正虚为痨虫久蚀，耗伤真阴，故现潮热盗汗、五心烦热等症。

中医诊断：尿血。

西医诊断：肾结核。

治则：正虚当补，邪实宜泻。应分途合治。

方药：

1. 泻实方：白薇、瞿麦、海金沙、石韦、萹蓄、车前子、瓦松、泽泻、百部根各 10 克，栀仁、通草各 6 克，茅根、白花蛇舌草各 30 克，六一散 15 克。40 剂，一日 1 剂，浓煎，分两次温服。

2. 补虚方：山药250克，丹皮60克，熟地150克，泽泻、山萸肉、补骨脂、白茯苓、天门冬、白薇、百部、关蒺藜、覆盆子各 100 克。清水熬取浓汁，加蜜 1500 克收膏。每日早晚空腹时各服一次，开水化服。

二诊：1966 年 5 月 19 日。

两月来不断服用上药，病减三分之二。尿次减少大半，尿中无血，尿时不痛；潮热已平，盗汗也止；脉数转缓，舌红亦退；能食不渴，精神转佳，体力大增；是病显著转好，倘能戒怒慎劳，继续服药，可望根除。原方不改，继续照服。

附：两年后，其兄来云，王某之病经原医院复查已痊愈。

遗 尿

本病多发生于儿童，成人亦偶有患此病者，或有在夜间梦到厕所，因之将尿遗在床上。亦有无梦遗尿者。《诸病源候论》说："遗尿者，此由膀胱虚寒，不能约水故也。"戴思恭亦说："睡着遗尿者，此亦下元冷，小便不禁而然。"本证实为下元虚寒、命门真火不足。

治当温补命门真火，益阴助阳，使火盛阳旺，膀胱约束力强，小便自能控制。

方药：肉桂研细末1.5克捣熟地15克，桑螵蛸、山萸肉、建泽泻、粉丹皮、白茯苓、熟附片、菟丝子、益智仁、补骨脂各10克，怀山药、覆盆子、煅龙牡粉各15克。药用开水泡半个小时，慢火煨两个小时。儿童两日一剂，分6次服完；成人一日1剂，分3次服完。5剂为一疗程。亦可并本方5剂，共末蜜丸，每次10克，每日空腹服两次，淡盐汤送下。

注：睡中遗尿，乃命门真火不足，肝肾俱虚。故以熟地滋阴补肾而生精血；山茱萸助阳补肝而秘精气；山药清肺脾虚热；泽泻泻膀胱之水邪；丹皮泻火；茯苓泻脾肺湿热；肉桂入肝肾血分而补命火之不足；附子通行十二经，除脾湿肾寒，补下焦之阳虚；益智仁、补骨脂均有缓丹田，壮元气，

缩小便，而补命门真火之功用；覆盆子、菟丝子均有补肝肾，缩小便，助筋脉而强阳益精之效能；龙牡粉入肝肾，固精止脱，收敛浮越之气；桑螵蛸入肝肾命门，益精气而缩小便。是用仲景金匮肾气丸加味组合成方，所谓“益火之源，以消阴翳”是也。

病例：张某，男，14 岁。

初诊：1965 年 8 月 10 日。

主诉：遗尿 14 年。

现病史：病从婴儿开始，经常尿床，屡治无功，迄今十有四载。

检查：诊脉沉细，尺部更弱；面色苍白，舌质淡红，舌苔白滑（其孪生兄弟与其症状，脉、舌征象完全相同）。

分析：此为先天不足，命门火衰，膀胱失约，小便不禁。

中医诊断：遗尿。

治则：法宜峻补命门真火，滋肾助阳。

方药：仿金匮肾气丸法加减。方药见上。本方分量较重，兄弟俩每日共服 1 剂。

二诊：1965 年 8 月 24 日。

服上方 6 剂，间日 1 剂，经 12 天，兄弟俩症状大减。如每夜叫醒，小便一次，则尿床恶习可以完全避免。仍宗原方，续服至根除。

附：4 年后其母来云：服上方两月后停药，兄弟二人遗尿顽疾再未发作。

消 渴

消渴之名，首见于《内经》。其临床表现多为渴饮无度，小便频数，随饮随消，饮一溲一，食思正常，睡眠尚可，病已多年，屡治不效，曾经各种化验检查，原因始终不明。脉沉数，舌苔薄白，舌质淡。

《灵枢·五变》篇曰："五脏皆柔弱者，善病消瘅。"本病病因实为肺肾肝阴不足，命门真火衰微，脾阳不振。因肺主气，气为水之母，气虚生化之源乏竭，肺阴大亏，饮水自救，故渴饮无度。今命火衰微，不能蒸发脾阳，脾不能为胃行其津液上输于肺，肺无水精不能四布，失去治节之权，故将渴饮之水，直趋膀胱而出。

治宜滋养肺肾肝脏之阴，补益命门之火以蒸发脾阳，使能将水精之气散归于肺，肺得精气滋润，才能行治节之权，使水精四布，五经并行，而恢复其正常功能。

方药：肉桂末1.5克捣熟地15克，山萸肉、菟丝子、泽泻、五味子、熟附片、丹皮、枸杞子、楮实子、白茯苓各10克，覆盆子、山药各15克。另西洋参10克。一日1剂。除西洋参另煎，兑入药汁中服外，余药加开水泡半个小时，慢火熬两个小时，分3次服。

注：本病为肾中真火力弱，不能蒸发脾阳，散布水精于肺，因而肺中真水源绝，不能润燥濡枯，必须饮水自救。但水入胃，脾阳衰惫，不能为胃行其津液，致水直趋膀胱，化为清长如水之尿排出。治之之法，用肾气丸和生脉散二方加味，以补肾中真阳，而养肺肾肝中真阴。肾中火旺则能蒸发脾阳，脾气健运，自能散精于肺，肺得滋养，其渴自止。本

方为治遗尿方去益智仁、补骨脂、龙牡粉、桑螵蛸，加楮实子补虚劳、助阳气；枸杞子润肺清肝、滋肾益气，治嗌干消渴；五味子益气生津，收敛肺气，滋肾水，除烦渴；西洋参滋阴降火，补肺生津。其余诸药性味、功效俱见遗尿方义，不再赘述。

病例：潘某，男，32岁。

初诊：1965年10月17日。

主诉：尿频数已10年。

现病史：10年前发生小便频数。初起每日30余次，断续治疗，至1962年春，病忽增剧，每日饮水约50磅，小溲达百余次，通过各种检查未得出结果。经过3年医治，消渴略减，小溲还有80余次，再也无法减少。

检查：今会诊脉沉细迟，舌苔薄白质淡。

分析：此为肺肾肝阴虚，脾肺阳弱，命门真火衰微所致。肺为华盖，赖脾阳散精以养其气，使水精四布，下输膀胱。今命门火衰，致土虚不能养金，水之化源失职，故饮入于胃，直走下焦，注入膀胱，不从蒸化转输，所以随饮随消，饮一溲一。

中医诊断：消渴。

治则：滋养肝肾脾肺，补益命火，扶阳济阴。

方药：见上。

二诊：1966年2月8日。

述上方因配药不全，至11月断续服药60余剂，口已基本不渴，小溲减至30余次。诊脉沉缓，较前有力；舌淡苔白。此病机虽转，但命火仍弱，须大剂滋填温补续进。

方药：桑螵蛸、胡芦巴、云茯神、桑椹子、冬虫夏草（另煎分冲）、丽参须（另煎分冲）、五味子、山萸肉、巴戟天各10克，大熟地、覆盆子、龙牡粉、炮附片各15克，怀山药30克。水煎浓汁，分3次温服。一日1剂（或并5剂制蜜丸常服更佳）。

三诊：1967年1月4日。

云："从去年2月份，每两日服二诊方1剂，连续服药两月余，小便次数大减，并日夜方20多次，从此病情再无变化，本应继续服药，一因工作繁忙，二因药物不齐，如是停药8个月，身体幸壮。"

方药：直参须、茯神、冬虫夏草、五味子、益智仁、乌药、桑螵蛸、桑椹子、楮实子、山萸肉各30克，覆盆子、胡芦巴、巴戟天、熟地、炮附片、菟丝子各60克，肉桂15克，怀山药120克。共研极细末，炼蜜为丸，如梧桐子大，每次40粒，每日两次，淡盐水送下。

四诊：1967年7月12日。

其妻来云："服上药二料后，小便每昼夜仅六七次，以后停药至今。"嘱仍宗上方续服至病痊为止。

中　消

饭量较正常加倍，食后不到2小时即感腹中饥饿，心慌气短，非进食不可，日夜至少要食八餐，每餐要有肉食方安，脂肪之类食物愈多愈好。大渴引饮，但饮多溺多，只要小便一解，觉体内所有营养均随小便排泄而去，粪如羊屎。

血亏阴虚，热自内生，久则化火，津液消耗，故欲得水液及脂肪滋润以自救，即《内经》中之"消瘅"。王冰注解云："多食数溲谓之消中。"此三消中之中消证。

治以大剂滋阴养血，清热泻火。

方药：生地、北沙参各30克，白芍、寸冬、天花粉、阿胶（另化分冲）各15克，当归、知母、甘草各10克，生石膏粉、玄参各25克，白粳米30克。多加水浓煎，一日分4次温服，以20剂为一疗程。

注：以人参白虎汤、增液汤加味为剂。药用专补肺气、甘苦微寒之北沙参代人参养五脏之阴；加清金泻火、凉血滋阴、甘苦大寒之生地黄；强阴益精、泻热除烦、甘微苦寒之麦门冬；补肾益精、滋阴降火、苦咸微寒之玄参；降火润燥、除烦热消渴、酸甘苦寒之天花粉；清金润燥、泻火滋阴、辛苦寒滑之知母；清热降火、生津止渴、甘辛大寒之石膏；养气益精、除烦止渴、协调诸药、味甘气平之甘草；益气除烦、退热泻火、苦酸微寒之白芍；滋阴敛阳、养血润肠、甘辛苦温之当归；补中和胃、清热除烦止渴、甘平之白粳米；更加补血增液、清肺益阴、甘平味淡之阿胶。合成养阴生津、增液润燥、清热泻火、益气除烦之剂。

病例：杨某，女，32岁。

初诊：1969年6月11日。

主诉：消谷善饥已6年余。

现病史：1963年春，产后出血过多，二旬之后，咽中生疮，吞咽困难，每食饭一口，须饮水一口，方能咽下。但从此饮食倍增，食已即饥。用中西药（药名不晓）治疗年余，咽疮虽平，而饮食旺盛，倍常不减；另一特征为每餐须大量脂肪饱食，否则心烦懊恼，嘈杂难名，且任凭如何饱食，只要小便一次，自觉所有饮食营养之物，均随小溲排泄而去，当即心悬气短，必立时进餐方安。至今已六载，中西药未断，单中药千余剂，效均不显。

检查：脉象细涩，舌红苔黄。

分析：本病为产后血亏阴虚，热自内生，津液消耗，故欲得水液及脂肪滋润之物，沃焦救焚。《灵枢·邪气脏腑病形》篇云："六脉微小为消瘅"。《素问·气厥论》云："大肠移热于胃，善食而瘦，谓之食亦。""胃移热于胆亦曰食亦"。所谓"食亦"，就是说"吃了又吃"；所谓消瘅，胃中有热消得快。

中医诊断：中消。

治则：滋阴养血，清热泻火。

方药：见上。

二诊：1969 年 6 月 21 日。

服上方 10 剂，多食、口渴、尿频均明显减轻，大便每日能通，仍宗上方加沙参 30 克。

三诊：1969 年 7 月 2 日。

再服上方 10 剂，病退大半。多日不食重油及肥肉，亦无嘈杂难安，且食量大减，亦不烦渴，大便畅通，小溲正常，入夜不饥，脉象弦缓，仍宗前法，增大其制。

方药：仍宗上方加熟地 30 克，玄参、天花粉至各 30 克，火麻仁、菟丝子各 15 克，枸杞子、五味子各 10 克，当归 6 克。10 剂。

四诊：1969 年 7 月 16 日。

服上方后，脉象缓和，饮食正常，二便调和，是病已基本痊愈。前方缺枸杞子，为了巩固疗效，防止复发，于 7 月 2 日方中加甘草 10 克，续服 10 剂，可望根治。

遗 精

平人在一月或数月内梦中遗精一至二次，是精满自溢的正常现象。若每周二次以上或每夜遗精，引起头昏、目眩、神疲、体倦、腰痛、心慌，这是病态。甚至白日心中略有感触，精液即自行流出，此名漏精或滑精，日久失治，则成虚劳。

本病多由手淫恶习，或房事过度而引起肾精亏耗，肾虚不藏。亦有神劳过甚或阴虚劳损所致水亏火旺，火扰精室，封藏失职而成者。

治法：戒绝手淫，节制房事，培元固本，涩精补气。

方药：熟地、黄芪、山萸肉、煅龙骨、莲须、韭子、益智仁、覆盆子、金樱子、五味子、黄柏炭各 60 克，五倍子 250 克，白茯苓、山药各 120 克，砂仁 30 克。共炒研极细末，炼蜜为丸如梧桐子大，每次 9 克，每日 3 次，空腹时开水送下。

注：遗精日久不愈，导致肝肾阴伤精损，则相火愈炽。故用熟地生精补肾，养血滋阴；黄芪补中益气，长肉生肌；山萸肉温肝补肾，秘气固精；莲须涩精益气，通肾清心；韭子治筋萎遗尿，溺血泄精；山药治虚劳遗精，降火生津；益智仁摄涎唾，缩小便，涩精固气；龙骨粉安五脏，定魂魄，止梦遗泄精；黄柏泻膀胱相火，补肾水不足；茯苓能宁心安神，治遗精；覆盆子补肝肾，助命门，治筋萎遗尿；金樱子补脾肾，固精气，治梦泄遗精；五味子益气生精，敛肺滋肾；五倍子治肾虚遗浊，降火生津；加砂仁和胃醒脾，补肺益肾。合和作丸常服。更须自觉戒绝手淫恶习，节制房事，

可望痊愈。

病例：杜某，男，22岁，未婚。

初诊：1947年12月9日。

主诉：患遗精7年。

现病史：述1940年始有遗精症，逐渐加重，现频繁遗精，每周四五次，多在梦中发生。伴精神疲乏，头晕目眩，耳鸣耳聋，四肢无力，夜难入寐，多梦纷纭，饮食甚少，动则心悸气短，腰酸背痛，大便干结。

检查：脉弦细而偏数，舌红苔少。

分析：患者因手淫恶习，频繁遗精，导致肝肾阴亏，相火妄动，扰动精室，致封藏失职，精液外泄，精血阴液大亏。

中医诊断：遗精。

治则：戒绝手淫，培元固本，涩精补气。

方药：见上。

二诊：1948年3月15日。

服上药后，遗精大减，精神体力好转，头晕目眩、耳鸣耳聋、肢软乏力、腰酸背痛等大见好转。饮食、二便基本正常。但仍时有梦遗发生。诊脉弦细，舌红苔少。仍宗上方加入人参、甘草、天冬各60克，取三才封髓丹之义，降心火、益肾水、滋阴养血。

三诊：1948年9月3日。

服完上药，各症状均已消失，精神体力均佳。现一月遗精一次，特来咨询：是否继续用药？诊脉柔和有力，舌淡红苔薄白，实乃痊愈之象，嘱可停药。

附：漏精

初则经常梦遗，不交精出；小便后，时有精液尾随溺出；大便努挣时，精亦常在小便前出；白昼如见异性，心有所感，精即自行流出；有时如屋漏水点滴而下。形体瘦削，面色皖白，精神萎靡，四肢乏力，动则气短，心悸，汗出，脉象浮芤尺弱，纳少寐差。

未婚者则由手淫暴行，已婚者则是房事过度；亦有先天禀赋不足，后天营养缺乏，遇事焦思苦虑，致肝肾亏虚，精关不固。

治则先宜涩精固气，以玉锁丹加味固其精关；后宜大补肝肾，培养元气。

方药：

1. 五倍子 500 克，煅牡蛎粉 180 克，茯苓、萆薢各 120 克，莲须、金樱子、五味子、益智仁、煅龙骨各 60 克。共炒研极细末，过罗，水叠为丸，梧桐子大晒干。每次 70 丸，饭前淡盐汤送下。每日 2 次。禁绝手淫，并忌房事。

2. 遗精方加人参、砂仁、甘草各 60 克，共末制蜜丸如梧桐子大，每次 50 丸，一日 2 次，饭前淡盐汤送下。

注：方 1 中五倍子酸平无毒，诸家本草未言治遗精，而《和剂局方》重用以治虚劳遗浊，极其有效，为君药；佐以治赤白浊梦遗泄精，咸平微寒之牡蛎粉；治遗尿淋沥，小便泄精，甘平微寒之龙骨粉；缩小便，止梦泄，秘气固精酸涩之金樱子；固精气，安心肾，治梦泄遗精，甘涩之莲须；滋肾生精，五味俱备之五味子；涩精固气，辛温补肾之益智仁；治泄泻遗精之茯苓；治白浊频数之萆薢。共末水糊为

丸。连续照服，其效方显。

方2是用培元固本、涩精补气之遗精方加人参、砂仁、甘草，寓三才封髓丹之义。加人参大补元气，合甘草建立中气，加砂仁入脾行滞，使补而不腻。

病例：王某，男，30岁。

初诊：1961年11月26日。

主诉：漏精已5年余。

现病史：1956年初发生遗精，起初每周2次，渐渐加重，以至精漏不禁。经不断住院治疗，屡用人参、紫河车及参茸等均如水投石。现终日精神不振，肢体困倦欲睡，纳食尚可，肌肉日瘦，视物模糊，每夜寐中精常自遗，白日见色或欲念稍动，精即泄出，极感痛苦。

检查：面色㿠白，目睛昏暗，形体瘦削。诊脉沉细而数，尺部滑实有力，舌色深红，后半苔黄厚浊腻。

分析：素有肝肾阴伤，精关不固，下焦湿热阻遏，更加甘温辛热、大量温补之剂，使浊瘀锢蔽，故其病难愈。

中医诊断：漏精。

治则：宣利下焦湿热，先祛其邪，邪去再图其虚，以免重蹈“虚虚实实”之诫。

方药：盐水炒黄柏炭、盐水炒知母炭、萆薢、泽泻、台乌药、赤茯苓、甘草梢各10克，石菖蒲6克。3剂，水煎服。

二诊：1961年11月30日。

服上方3剂后，后半苔舌苔已退，精漏次数减少，余症如前，仍宗上方续服，5剂。

三诊：1961年12月5日。

服上方后，精漏已减七八，舌苔黄厚浊腻全退，脉象寸芤尺弦，然虚象仍存。

方药：①上方加韭白 100 克（切细），浓煎后，用红糖 100 克搅和服。②丸药一料：见上方 1。③丸药一料：见上方 2。以上三方按顺序服用。

一年后追访，病早痊愈。

阳　痿

阳痿指青壮年男子在性交时，阴茎全不勃起，或不全勃起，或勃起时间不长，或乍交即泄，或临房举而不坚，终致阴茎迅速萎软。一般以犯手淫及房事过度而起，致肾精大亏，命门火衰，阳事不举；亦有精神紧张恐惧，事先即害怕阳痿不举，陷于恐怖状态，恐则伤肾，而致阴茎勃起不全，因而早泄者。

治宜清心寡欲，戒绝手淫，节制房事，兼用滋补肝肾、涩精补气、强阴益阳之法。

方药：制首乌、山药各 120 克，淫羊藿、蛇床子、阳起石（煅透）各 90 克，菟丝子、远志肉、益智仁、当归、补骨脂、茯苓、续断、石莲子（带壳炒）、芡实、金樱子、红参、韭子、小茴香、枸杞子各 60 克。共炒研末，炼蜜为丸，梧桐子大。空腹时每服 50 丸，温盐开水送下，每日 2 次。

本方如加入高丽红参 60 克，酥炙海狗肾 2 支，共研极细，加入上药中研和为丸，其功效更为显著。

注：阳痿乃肝肾阴亏、命门火衰逐渐形成，所以不能立时治愈。本方用补肝坚肾、添精益髓之制何首乌为君；佐以强阴益精之菟丝子；涩精固气之益智仁；养血脉、治虚劳之当归；补肝肾、壮筋骨之续断；补精壮阳之远志；安神宁心

之茯苓；暖丹田补命门之小茴香；固精秘气、治梦遗之金樱子；治梦遗淋浊、清心去烦之石莲子；补脾除湿、益精固肾之芡实；治虚劳损伤、益肾强阴之山药；散瘀活血、助肾补阳之韭子；滋肾助阳、益气生精之枸杞子；温补肾命、益火壮阳之补骨脂；补肾气、治腰痛、益阴强阳之蛇床子；治阳痿、暖腰膝、补命门真火之阳起石；坚筋骨、益阴气、能强阳之淫羊藿；专补下焦阳气，经药理实验证实能兴奋性神经之红参；如再加益肾气，暖腰膝，助阳气，治男子劳损、肾精衰竭、味甘咸性温热之海狗肾等甘温柔和之品为剂作丸，缓缓图治，则效果更佳。服药时，须禁房事 1 个月，其功效方显。

病例：花某，男，27 岁。

初诊：1970 年 12 月 30 日。

主诉：阳痿发现已两个月。

现病史：结婚已两个月。结婚之初即发生交接即泄精而阳痿（俗名见花谢），至今从未交媾成功，引起女方不满，坚决要求离婚，经治愈者介绍来诊。述自小有手淫恶习，长大后患遗精、滑精证。且伴头晕目眩，精神萎靡，腰酸腿软，精滑不固。

检查：舌淡苔少，脉沉细寸芤，面色㿠白。

分析：因年少误犯手淫，肝肾精血大伤，终至命门火衰，而阳痿不举。

中医诊断：阳痿。

治则：滋补肝肾、涩精补气、强阴益阳。

方药：见上。

二诊：1971 年 3 月 15 日。

服上药后，滑精已止，体质增强，精神转佳，腰酸腿软已平；1个月后同房，虽获成功，但自觉举之不甚坚挺。仍宗上方，加高丽红参60克，酥炙海狗肾2支，续用。

三诊：1971年8月30日。

连服上方二料，病已痊愈，现与妻两情融洽，和乐异常。

阳强不倒

“阳强”乃对“阳痿”而言，本名“强中”；因阴茎坚长而精自出，又名“阴纵”，谓前阴受热挺长不收。有阴茎挺长肿大，外皮软润，行动时在两股间摩擦难受；有阴茎挺长，坚硬不倒，二便不畅，小溲点滴难出，伴小腹胀痛满硬者。

本病多因恣情纵欲，肾阴与精气大伤，更借以丹石壮阳之药以助相火发生“强中”；如重度体劳，终日不歇，不论严寒酷暑，常与水湿接触，恰遇房劳阴亏，湿热乘虚客于下焦，成为阴纵，致阳强不倒。

治法：前者宜泻火、滋阴、败毒。后者宜清热利湿、化气坚阴。另加用针灸法与外治方。

方药与用法：

1. 汤方：龙胆草、黄柏、黄芩、黄连、白薇、栀子、赤芍、丹皮、柴胡各10克，生地15克，水煎，一日3次温服。

2. 针刺穴位：大敦、行间、太阳、中封、蠡沟、委阳、足三里、上巨虚、下巨虚，均刺双侧。另外，加刺关元、水分。

3. 外敷方：鲜丝瓜汁（如无丝瓜，可用丝瓜叶捣汁），调五倍子细末 30 克，如意金黄散 120 克，成糊状，涂敷在阴茎、肾囊与会阴部，用纱布包缠，一日 2 次。

注：“前阴者宗筋之所聚”，前阴之病多与肝经及督脉有关，因肝脉绕阴器，督脉“起于少腹以下骨中央，女子入系廷孔……男子循茎下至篡（会阴部）”。本病因湿热毒火聚于宗筋，故用龙胆泻肝汤与黄连解毒汤加减。方中以泻肝胆火邪、除下焦湿热之龙胆草为主药；佐以镇肝凉血、泻心火之黄连；除脾脏湿热、泻肺火之黄芩；除下焦湿热、泻相火之黄柏；泻三焦郁火之栀子仁；泻血中伏火之丹皮；散恶血、泻肝火之赤芍；消血瘀、泻火之生地；利阴气、下水气之白薇；散结气、升清气之柴胡，是于大寒泻火败毒、降泄方中，用一味柴胡以升提气机，乃欲降之必先升之之义。至于外用如意金黄散，能治痈疽发背、疔肿流毒；而五倍子降火解毒之功甚大，丝瓜及叶捣汁外敷各种毒肿、火疮、虫螫，其性寒凉、解毒消肿之力颇强，为群众常用之效方，而大医家反不知其功效，所以亦不知能入药用。至于针刺穴位以肝经为主，而阳明经次之。

病例：张某，男，46 岁。

初诊：1968 年 5 月 15 日。

主诉：阳强不倒已半月。

现病史：半月前发生前阴坚硬挺长强直不倒，在武汉某医院住院治疗。因其二便不通，小腹坠胀坚硬，疼痛难名，甚则以头撞地，强力努挣，小溲终不得出，医生与病者商议决定 5 月 15 日行阴茎切除手术，以求缓解。经该院护士长成某建议先试用中药治疗，若不效再施手术不迟，故来就诊。

检查：脉象沉实大弦长有力，舌苔黄燥，舌质紫暗。阴头暗紫，包皮肿胀，大如棒槌。

分析：为湿热结于下焦，化燥火毒聚于宗筋，导致膀胱、前列腺、尿道与阴茎全部发炎，使二便阻塞不通，即使将阴茎切除，也不能使毒火内消。

中医诊断：阳强。

治则：阳强宜泻火、滋阴、败毒；癃闭，宜清热利湿、化气坚阴。另配以针灸及外治法，以缓其急。

方药：见上。

二诊：1968 年 5 月 18 日。

服上药 3 剂及外治、针灸后，二便通利，痛苦大减，舌苔紫绛黄燥及脉象都退，但阴茎肿硬如前。

方药：

1. 内服药：原方加知母 30 克，龟板、白茅根各 60 克，甘草梢 10 克。

2. 外敷药：外敷方加大黄、黄柏各 60 克，栀子、黄芩各 30 克共末，同前药加水调敷。

三诊：1968 年 5 月 29 日。

连日用药外敷内服，胀痛大减，阴茎外部肿胀全消，坚硬程度减半，能轻度活动摇摆，但尚不能下垂，饮食二便正常。另宗二诊方增减。

方药：

1. 内服药：南沙参、地丁、蒲公英、金银花、寒水石各 30 克，野菊花、黄柏、知母、天葵子、龙胆草、丹皮、升麻各 10 克，白薇 20 克。多加水浓煎，服法同前。

2. 外用药：照二诊方敷用。

四诊：1968 年 6 月 16 日。

阴茎硬度已消 2/3，脉象已平，舌红全退，口亦不干。

按三诊方1加龟板30克，两日服药1剂。外敷药续用前药。

五诊：1968年7月2日。

阴茎外形恢复，早能下垂，但茎中结节尚未全消，其余一切正常。断续照服上方，外用药早已停止，欲休息至月底出院。

两年后走访，原病早愈，身体健康，照常工作。

按：本病因湿热毒火为病，初用大剂苦寒泻降宣通。龙胆泻肝汤能治肝经实火湿热，阴肿阴痛；黄连解毒汤治三焦实火，一切火热之证。二诊加龟板、知母，即寓大补阴丸之意，以其滋阴抑阳，降火补水。三诊方加野菊花，能治一切肿毒；蒲公英化热毒、消肿核有奇功；寒水石即凝水石，乃盐精结成，能解五脏伏热，治男女转胞不得小便。因本病为实火，故用上法得效。

前列腺炎

小便频数，时觉会阴部及阴茎阴囊有疼痛和胀坠感，溺色浑浊，溺后余沥不尽，尿道口时有白黏液溢出，尤以大便后较显。如作肛门指检，可触知前列腺肿大压痛，按摩出前列腺液，涂片每高倍镜视野白细胞超过10个以上。尿检则见脓细胞，也有伴随本病发生头昏、失眠等症状，甚至尿闭不通须用导尿管者。

中医书籍无此病名记载。按中医学理论推断，本病发生于会阴穴之里，会阴为奇经中冲脉、任脉、督脉三经之发源处，奇经八脉，皆附隶于肝肾二经，由肝肾阴虚，湿热之邪流于下焦，乘虚结聚于此，郁而化火，发生本病。

治法：主以清热、利湿、消肿，佐以解毒、滋阴、补虚。

方药：蒲公英30克，金银花、地丁、生地、仙鹤草各15克，栀子、仙桃草、茜草、野菊花、天葵子、连翘、丹皮、甘草各10克。水煎，每日1剂，分3次温服。5剂为一疗程，三个疗程为限。

注：前列腺发炎，肿痛，肥大，致小便不利，故用蒲公英、地丁、野菊花、金银花、连翘、天葵子以消炎泻火，茜草、仙鹤草、仙桃草以止血。组合成剂，使炎消火退，肿散毒解，则小便自利。

病例：郭某，男，48岁。

初诊：1972年12月7日。

主诉：前列腺炎发现近两年。

现病史：去年2月初，发生尿频、尿急、尿末痛和排尿困难。经武汉某医院肛门指诊及化验检查，诊断为前列腺炎。经中西药治疗（药名未察）少效。现尿频灼热，余沥不尽，夜间更甚，夜尿频多，会阴部坠胀隐疼，尿时往往需分几段排出。尿后以及大便后，常有白色黏液溢出，黏液中带有血液，伴头晕、头痛、失眠、乏力。

检查：舌红苔黄；脉沉弦而数。尿检：混浊，白细胞少许，上皮细胞少许，红细胞++++；前列腺液涂片：每个高倍镜视野，红、白细胞均增多，脓细胞少许。

分析：病因肝肾阴虚，湿热流著下焦，火郁化为大毒而成本证。

中医诊断：精浊。

西医诊断：前列腺炎。

治则：清热、利湿、消肿、解毒、滋阴、补虚。

方药：见上。

二诊：1972 年 12 月 13 日。

服上方 5 剂，尿频灼热大减，会阴部坠胀痛亦好转，小便已变清，不再分段尿出；二便后白浊亦少。尿检、余症均有所好转。西医检查：又发现附睾结核。

方药：

1. 仍宗上方上法，改为间日 1 剂。

2. 盐水炒川楝子、荔枝核、山楂炭、海藻、昆布、盐水炒橘核、台乌药各 15 克，蒲公英、天葵子、三棱、莪术、白花蛇舌草、仙鹤草各 30 克，盐水炒黄柏 10 克，水煎，分 3 次温服，间日 1 剂，与前方交替服用，并嘱忌房事。

三诊：1973 年 3 月 2 日。

服上药二余月，尿频灼热、会阴部胀痛、便带白浊已平；经原医院复查原附睾及输精管上的结节基本消失；肛门指诊：前列腺不大，无压痛；前列腺涂片、尿检均正常。仍宗上方续服，以求根治。

无精症

结婚多年，女方不孕，但媾接能力及射精均正常，检查精液中无精子。

中医认为肾藏精，主生长发育生殖。今肾虚精亏，故生殖功能障碍而成本证。

治宗朱丹溪五子衍宗丸法，加填精益髓、补肾滋肝、调和营卫、畅通气血之药为丸常服。

方药：制首乌 120 克，菟丝子、枸杞子、五味子、覆盆子、车前子、女贞子、蛇床子、韭子、桑椹子、地肤子、决明子、楮实子、石莲子、金樱子、益智仁、潼蒺藜、胡芦巴、补骨脂、苏芡实、红参须、淫羊藿、远志肉、阳起石（火煅）各60克。

上药除阳起石另用火煅水飞之外，石莲子可带壳共炒熟，合研极细，过罗，炼蜜为丸，如梧桐子大。

服法：每次50丸，每日于早晚饭前1小时以淡盐汤送下各一次。如因事不能按时照服，每日至少或早或晚服一次，不能急于求成，须坚持常服一年至二年。

注：本方以治阳痿方与五子衍宗丸加味而成。药共24味，其中有14味功能性味已于阳痿病中说明，其余10味均为“子”药，即“以子生子”之义。本方药中共用“子”药19味，功能暖丹田、壮元阳、助命火、强阳者有蛇床子、覆盆子、胡芦巴、补骨脂、枸杞子、楮实子、益智仁、韭子；能固精气、养真阴、补虚劳者有菟丝子、蒺藜子、决明子、桑椹子、女贞子、金樱子、石莲子、五味子、车前子、地肤子、苏芡实。药性中正平和，不用桂附辛热燥烈之品以助阳而伤阴，更不用参茸珍贵价昂之品，取阴阳平补，气血调和。

病例：袁某，男，29岁。

初诊：1966年7月17日。

主诉：结婚6年不育。

现病史：述结婚6年有余，其妻经妇检，一切正常，至今未孕。患者性生活正常，亦无明显不适。经汉川县人民医院做精液常规：无精虫。

分析：此症可能因病者生长在棉产区，长期食用棉子油所致。中医学认为，肾藏精，主生长发育生殖。今患者多年不育，应责之于肾，经西医化验亦得到证实。此乃肾精大亏，以致生殖无能。

诊断：无精虫症。

治则：添精、补髓、益肾、滋肝。仿朱丹溪五子衍宗丸为剂。

方药：见上，均为 3/4 量。

二诊：1966 年 10 月 20 日。

服上方一料，查精液常规，仍无精虫。此乃日久病深，精气匮竭，岂能骤然收功。仍宗上方，各药加量 1/4 再服一料。

附：5 年后，经介绍人熊某走访后来云，其病早愈，已生两胎。再将此方抄与本院女教师张某之夫服用，两年后，亦生一子。以后用治多人，均获良效。

痛　　证

眼　　痛

（一）风火眼痛

两眼胀痛羞明，目睛赤，眼胞肿，鼻塞涕清，自觉头面烘热，日夜疼痛不休。

本病为肝火内盛，风邪外加，风火相搏，上攻于眼。

治宜先用针法，疏其风邪，通其经络；继用药物降其实火，散其贼风。

针穴：睛明、攒竹、瞳子髎、临泣、头维、阳白、丝竹空（双侧）。

方药与方法：羌活、柴胡各5克，龙胆草、生地、丹皮、杭菊花、防风、甘草、生栀仁、连翘、桑叶、金银花、车前草各10克。水煎，分3次温服，一日1剂，3剂为一疗程。

注：本证由火邪内盛，风邪外加所致。故用龙胆草、丹皮、生地泻火滋阴；栀子仁、车前子引火下行；羌活、防风、柴胡祛风散火；金银花、连翘、桑叶、菊花、甘草平肝熄风。因肝属风木之脏，开窍于目，今风火相搏，发生睛赤、睑肿、目痛、鼻塞，宗“木郁达之”“火郁发之”之法为治。更用刺法，取睛明、攒竹（足太阳经穴）、头维（足阳明经穴）、丝竹空、瞳子髎、阳白、临泣（手足少阳经穴）刺之，以疏通经络，泻火疏风，则取效更捷。

病例：段某，男，25岁。

初诊：1935年8月14日。

主诉：眼痛已三昼夜。

现病史：3天前，突发两眼暴赤作痛，自觉头部烘热，状如火燎，伴头目胀痛，眼睑浮肿，鼻塞涕清，渴欲饮水。述平素嗜酒，此次亦因酒醉后病发。

检查：两眼红赤肿胀，口唇干焦，舌红苔白，脉浮大弦数。

分析：本病为肝胃两经热盛，郁而化火，上攻头目，复感风热之邪而成。

中医诊断：风火眼痛。

治则：疏风通络，清热泻火。

方药与方法：见上。

二诊：1935年8月16日。

前日用针刺上述穴位后，头目痛胀立时大减。继服上方

1剂，双目红退、肿消、痛平，病已基本痊愈。嘱再服1剂即可告痊。

（二）虚寒眼痛

两眼作痛，昼夜不休，既不红肿，又无翳障，异常畏光，终年不愈，整日坐暗室中，瞳孔散大，饮食、二便无异，两足逆冷如冰。六脉至数正常，唯两尺沉弱无力。

本病为气血亏损，入水受凉，阴寒盛于下，虚火炎于上。

治当仿金匮肾气丸加味作煎剂，以冀引火归原。

方药：肉桂1.5克捣熟地15克，山药15克，细辛1.5克捣玄参15克，山茱萸、泽泻、枸杞、当归、茯苓、丹皮、熟附片、车前子、川牛膝各10克。另用夏枯草120克，煎水去渣，即用此水煎药，慢火煎药两小时，分3次饭前温服。一日1剂，10剂为一疗程。

注：本节眼痛畏光经年不愈，尺脉沉弱无力，病由肝肾俱虚，阴寒盛于下，虚火浮于上所致。因目为肝窍，肾之精为瞳子，故用熟地补肾；山茱萸温肝；丹皮泻火；山药补脾；茯苓渗湿；泽泻利水；肉桂补火；附子祛寒；当归养血；牛膝温补肝肾、引热下行；枸杞子清肝、滋肾、明目；玄参散无根浮游之火；车前子引邪热下行从膀胱而出；细辛为足少阴肾经本药，温肾散寒。组合成方，能养血脉，滋肝肾，润肾燥，散浮火。另重用治目珠夜痛、气禀纯阳之夏枯草熬水煨药，以冀引火归原。

病例：李某，女，22岁。

初诊：1969年4月16日。

主诉：两眼作痛年余。

现病史：一年前，发生两眼作痛，昼夜不休，夜痛更剧，经中西医用多种方法治疗，均无效。现两目疼痛，异常畏光，经日坐暗室中，两足冰冷，饮食、二便正常。述由月经期间入寒水而起。

检查：两眼无翳障，不红肿，不生眵，瞳孔散大。舌淡苔少，尺脉沉弱无力。

分析：经期入水，寒邪深入至阴，致阴寒盛于下，虚火炎于上。

中医诊断：虚寒眼痛。

治则：补肾助阳、引火归原。

方药：见上。

二诊：1969 年 4 月 21 日。

服上方 5 剂，眼痛大见好转，已不畏光。舌淡苔白，尺脉沉而无力。仍宗上方再服 5 剂。

三诊：1969 年 4 月 27 日。

再服上方 5 剂，眼痛已平。亦无明显不适，舌淡苔白，脉沉有力。仍宗上方服 5 剂以求根治。

牙　痛

（一）实火牙痛

牙龈轻度红肿、疼痛、微热，甚则牙根松活动摇或突出。疼痛昼夜不休，冷热饮食物皆恶，不能咀嚼。

此证为实火郁伏于手足阳明二经。因手阳明大肠经脉入下齿，足阳明胃经脉入上齿，由于郁火勃发于内，风寒袭于外，寒火相激，所以疼痛不休，冷热皆恶。

治宜升阳泻火，疏风散寒，清降疏散，苦辛寒热并行，内外兼治。

方药与用法：

1. 含漱剂：龙胆草、升麻、防风、甘草各10克，细辛5克。用开水泡取汁，或加水煎汁，俟冷，分数次含在牙痛处，时常鼓漱，约十几分钟，将含热之药水吐出，再换冷药水含漱。

2. 内服方：生地、玄参、地骨皮各15克，寸冬、牛膝、车前子、白芍、甘草、木通、龙胆草各10克，蒲公英、地丁各30克。水煎，分3次温服。轻者1剂，重者3剂。

病例：杨某，男，44岁。

初诊：1972年5月9日。

主诉：牙痛已3天。

现病史：3天前，右下第一磨牙残留牙根不时作痛。连日剧痛不休，牙龈红肿，冷热食物入口，其痛更剧。口干苦，大便已3日未行，小便短赤。

检查：舌红苔黄而干，脉象洪数。

分析：实火伏于手足阳明二经，郁火勃发于内，风寒乘袭于外，寒火相激，所以疼痛不休，冷热皆恶。

中医诊断：实火牙痛。

治则：苦辛寒热并行，内外兼治，苦寒清降，泻火解毒；辛温升散，疏散风寒，开泄郁火。

方药：见上。

二诊：1972年5月12日。

服上方3剂，用立效散含漱后，另用加味增液汤内服，当日痛止，3日后牙龈红肿全退而愈。患者惧复发，故来诊。因其病已愈，嘱不必再服药。暂忌辛辣刺激食物。

（二）虚火牙痛

牙痛不甚剧烈，牙龈不红不肿不热，牙根并不动摇，有日轻夜重者，有连痛数日不止者。脉象沉细而数，舌色正常，口腔无臭秽气。其特征为下肢常冷，冬季两足逆冷如冰。

此为肾中真阳不足，虚火上炎所致。因肾主骨，齿者骨之余，阴寒独盛于下，虚火浮越于上。

主以甘温辛热补火之品，佐以甘平滋阴之药，引火归原。

方药：肉桂末1.5克捣熟地15克，熟附片、山茱萸、泽泻、茯苓、牛膝、车前子各10克，细辛1.5克捣玄参15克，山药15克。药用开水泡半小时，慢火熬两小时，分3次饭前温服，两日服1剂，3剂为度。

注：牙痛原因甚多，须根据脉证详细诊断，对症治疗，才能收到预期效果。上面介绍的两种牙痛治法，前节含漱方名立效散，不仅能治实火牙痛，并能治风、火、虫牙痛，因火邪内盛为牙痛之本，风寒外袭为牙痛之标。方中主以龙胆草之苦寒泄降，清骨间寒热而治痛之本；佐以细辛、升麻、防风之辛温升散、祛风寒，借以发其郁火而治痛之标；加甘草之甘缓，解毒而协调其寒热。取汁含漱，使药力直达病所，故能立时见效。前节内服方乃治实火牙痛之专方，如寒牙痛及虚火牙痛，用之则无效。

本节治虚火牙痛方，乃《金匮》肾气丸加味为剂。在临床实践中体会到，它不仅能治虚火牙痛、寒牙痛；并且能治虚火上炎所引起的慢性口疮、舌烂、咽喉溃疡腐烂等久延不愈，屡服辛寒、滋阴降火之药疗效不显者，若服本方10剂左右，即能收效。上述各证，都由肾中真火不足，阴寒盛于下，虚火炎于上所致；而判断其证的主要特征为两足逆冷如冰。方用辛温大热之附子，甘辛大热之肉桂，性温味辛之细辛等入少阴以温肾补火，更借治无根浮游之火的玄参，引火下行之牛膝、车前子，加入六味地黄汤中，补命门真火而祛下焦阴寒，养肝肾真阴而散浮游虚火，滋阴和阳，而奏引火归原之效。审证确属阴寒盛于下，虚火浮于上之证，用之无有不效。至于实火牙痛则忌用此方。必须用前节之内服方，以生地、玄参、寸冬、白芍、甘草增液、生津、益阴，壮水而制火；以木通、龙胆草清湿热而泻火邪；以地骨皮、牛膝、车前子清内热而引火下行；以蒲公英、地丁败毒而消肿。作汤内服，更用立效散口中含漱，可提高其疗效。

病例：张某，女，49岁。

初诊：1935年10月6日。

主诉：牙痛已十余年，近发一周。

现病史：十余年前，经常牙痛，或左或右，频繁发作，治之少效。一周前，牙痛又发作，昼夜不休，水米不能黏牙，否则痛甚。双下肢常冷如冰，即使炎夏，其状亦然。

检查：龈色正常，并不红肿，齿不动摇；舌淡苔白，诊脉沉细，两尺无力。

分析：此证为阴寒盛于下，虚火炎于上。虚火炎于上，故牙痛不休；阴寒盛于下，则下肢寒凉如冰。

中医诊断：虚火牙痛。

治则：治以甘温辛热补火，佐以甘平滋阴之品，以引火归原。仿金匮肾气丸加味。

方药：见上。

二诊：1935年10月16日。

服上方10剂，牙痛已止，下肢如冰亦缓解，仍宗上方作丸续服。

注：3年后，张老见病者健康无疾，问其原病，云服药后已痊愈。

头　痛

头痛为临床上最常见的症状之一。近年来发病率呈上升趋势。流行病学调查结果表明，70%的人曾有过头痛。本病《内经》中早有记载，称为“脑风”“首风”。后经历代医家的探研，其内容日趋丰富、完善。头痛病因有六淫外侵，七情内伤及跌仆撞打之殊；部位有颠顶、前、后、两侧、局部与满头之别；时间有早晚昼夜之异；天气有阴晴雨雾之歧；痛有锐痛、钝痛、常痛、阵痛、轻痛、重痛等不同。因此，在诊断上分虚实寒热，表里气血，才能决定治法。本节仅就临床上常见而难治的类型及疗效较好者录下。

（一）前额头痛

头痛以前额部为甚，尤以眉棱连目眶胀痛为特征，甚则头如裹，眼如蒙，沉重烦闷。脉多弦滑，苔多白滑。其痛每随气候变化而发作。

由于痰饮湿邪结聚，中焦气机失畅，清阳不升，浊阴不降，以致头痛，也称“痰厥头痛”。

治以化痰、涤饮、祛湿、理气、降浊、升清。

方药：旋覆花（布包）、法半夏、陈皮、白术、炒枳壳、石菖蒲、远志肉、苍耳子、蔓荆子、甘草、厚朴各10克，白茯苓、代赭石各15克，生姜3片。浓煎，每剂分3次服。

每次病发，可连服3～5剂，自然有效。以后再发再服，可逐渐减轻，达到根治。须少吃脂肪、黏腻之类食物为宜。

注：头痛以前额、眉棱骨、目眶为甚，首如裹，目如蒙，痛而且胀，乃痰饮停积于中，脾胃升降功能失调，清阳不升，浊阴不降，前人称痰厥头痛。故用可治痰厥头痛、眉棱骨痛之半夏为主药；佐以旋覆花消痰结坚痞，陈皮理气化痰，苍耳子治头痛目暗，石菖蒲消积除痰开窍，白茯苓除膈中痰水，代赭石镇逆气、降痰涎、止呕吐，蔓荆子治头痛脑鸣，厚朴消痰行水，枳壳消胀化痰，白术补脾燥湿、消痰利水，远志治脑风头痛，生姜去壅塞而化痰，甘草调和诸药而组合成方。头为诸阳之会，喜空灵而恶壅蔽，其象法天，如湿浊云雾之气弥漫其间，在天为日月昏暗，在人如为头目如蒙。此方乃综合二陈汤、枳术丸、旋覆代赭石汤、橘枳姜汤等方加减，取苦辛通淡渗，以化痰涤饮，健脾去湿，利气调中，使中焦健运，气机畅通，浊降清升，则头痛自除。

病例：逢某，女，43岁。

初诊：1975年1月31日。

主诉：头痛3年。

现病史：1972年元月，突发头晕头痛，恶心呕吐，尤以前额眉棱骨较显；病发时头痛、沉重、闷胀如裹，双目视物不清，如隔层纱布一般。晴天头痛稍轻，天阴则病情更重。经武汉各大医院进行各种检查，均无结论。

检查：形体丰腴，面色皖白，舌淡苔白，脉濡涩。

分析：痰饮水湿内聚，清阳不升，浊阴不降，故头昏，首如裹，目如蒙，恶心欲吐；中阳不振，饮停内阻，气血不畅，故前额头痛。

中医诊断：前额头痛。

治则：化痰、涤饮、祛湿、理气、降浊、升清。

方药：见上。

二诊：1975年2月3日。

服上方3剂，前额头痛、头昏、呕恶等症，基本已消失。嘱再服3剂，病可全瘥。

（二）偏头痛

头痛偏在一侧，或左或右，尤以额角及耳上发际，前起眉棱，后至完骨一带最为显著，甚则牵引肩胛肘臂等处，寐则痛止，寤则病发。

本症为肝肾阴虚，导致肝阳上僭。前人有痛在右，多病在气分；痛在左，多病在血分之说。在临床上有一定的指导意义。

治当于滋阴潜阳方中，加入补气养血之品。

方药：制首乌、制龟板、制鳖甲、磁石粉、珍珠母粉各30克，女贞子、炒白芍各15克，杭菊花、石斛、苦丁茶、桑椹子各10克。

加减法：

1. 头痛偏右，兼挟气虚，可酌加黄芪、玉竹、北条参（南沙参）各15克，甘草10克等。

2. 头痛偏左，多挟血虚，可酌加生地、阿胶、当归各15克。

煎药、服药方法：加水一大瓦罐，浓煎，分3次温服，连服3剂。如能见效，则多服久服，可以根治。服药期间，不可食鸡、鸽及辛辣刺激之物，更忌烦劳怒恼，否则其痛加剧。

注：本节专论偏头痛之属阴虚火旺者，其证外无寒热，

内无呕吐，寐则痛止，寤则痛发。乃肝肾阴虚，相火过亢，循少阳之脉上犯于头所致。故用制首乌、女贞子、桑椹子大补肝肾；鳖甲、龟板、磁石、珍珠母粉平肝镇逆，益阴潜阳；白芍、菊花、苦丁茶、石斛敛阴增液，柔肝熄风。组合成剂，以治阴虚阳亢之偏头痛。

明·龚廷贤云：“头痛偏右者，属痰与气虚也。”“头痛偏左者，属血虚火盛也。”今宗其法，偏右宜加甘平补气养阴之黄芪、条参、沙参、玉竹、甘草为剂；偏左，则加养血滋阴之生地、当归、阿胶等。临床实践证明，疗效较好。

病例一：闵某，男，37岁。

初诊：1963年11月27日。

主诉：左偏头痛3年。

现病史：3年前发生头痛，前额为甚，经久不愈。1年前，又逢左眉棱骨上部撞伤，因而其痛更剧，若扪按痛处，则牵引头额左半部及肩胛，背脊和膊骨等处都痛，今岁将撞伤处结节手术后，眉骨痛反增剧，医者屡投化痰通络、祛风散瘀之剂不效，常觉目中干涩，每当熟寐则安，寤则头痛随作，绵延不休。

检查：脉象弦数，舌色无异。

分析：为肝阴不足，虚阳妄动。人寐则阳潜于阴，寤则阳出于阴，今目开阳动，虚阳随阳动而亢上，故头痛随作。

中医诊断：左偏头痛。

治则：补肾养肝，滋阴潜阳，养血止痛。

方药：龟板、制鳖甲各25克，首乌、白芍、草决明、东阿胶、生地、女贞子各15克，苦丁茶、菊花、桑椹子、当归、石斛、磁石各10克，珍珠母粉30克。5剂。

二诊：1963年12月3日。

头痛减轻大半，按压痛处，再不牵引其他区域作痛。仍宗上方继续常服，以头额完全不痛为度。

附：2 年后，其妻来云："服上方 10 剂后，头痛全平而停药，现至今未复发。"

病例二：陈某，女，30 岁。

初诊：1965 年 12 月 13 日。

主诉：右偏头痛 6 年，加重已月余。

现病史：1959 年初，发生头偏右痛，时而刺痛，时而搐痛，甚则痛处如火燎肤，有热辣难名之感；痛点多在右额及耳前部，尤以右眉棱为甚。近一月来更剧，经中西医多方治疗，效均不显，特来就诊。

检查：诊脉弦数无力，舌红苔薄黄。

分析：此气液偏虚，肝阳妄动，上扰清空。

中医诊断：右偏头痛。

治则：宜滋阴和阳，益气增液，柔肝降逆，熄风止痛。

方药：制首乌、磁石、制鳖甲、制龟板各 30 克，玉竹、生黄芪、沙参、草决明、石决明、女贞子各 15 克，黑皮豆、石斛、白芍、菊花、苦丁茶各 10 克。

二诊：1965 年 12 月 18 日。

头痛减除八九，因原有腰痛带下及劳则身痛肢酸宿疾，要求与头痛同治。

方药：巴戟天、白术、补骨脂、续断、白蒺藜、狗脊、桑寄生、贯众各 10 克，龙牡粉、玉竹、黄芪、草决明各 15 克。3 剂。

三诊：1965 年 12 月 21 日。

头痛已愈，腰肢痛酸亦轻。拟以柔肝滋肾，益阴和阳为法，膏以代煎。

方药：鳖甲、龟板各100克，决明子、杜仲、首乌、龙骨、牡蛎、沙参、石决明、玉竹、黄芪各60克，贯众、白术、狗脊、白芍、菊花、续断、白蒺藜、补骨脂各30克。

清水熬浓汁去渣，加蜂蜜1000克，烊化收膏。每服一匙，一日2次，空腹时，开水化服。

（三）颠顶头痛

本节为颠顶作痛，头顶乃督脉与足厥阴肝脉交会之处。按经脉循行，足厥阴肝脉连目系，与督脉会于巅。但颠顶作痛原因非一，现将常见且难治的两型录下：

阴虚阳亢颠顶头痛

头痛以颠顶为甚，其痛如抽掣，如针刺，闭目熟睡则痛止，醒后张目则痛作，轻扪其发，觉头皮痛如针扎，若重按至骨反不觉痛。或连痛数月不休，或时痛时止，或有延至数年不愈者。一般脉象沉弦，舌红苔少。

本病乃肝肾阴虚，肝阳上犯，清空被扰。

治宜甘平温润，柔肝滋肾，育阴潜阳。

方药：制首乌、女贞子各15克，杭菊花、黑皮豆、苦丁茶、白芍、甘草、石斛各10克，制龟板、制鳖甲、煅磁石粉、生石决明粉各30克（无石决明粉用真珠母粉代）。煎药、服药方法以及食物禁忌等均同偏头痛。

注：根据上述症状，本型为肝肾阴虚阳亢所致。肝肾阴虚则相火失制而上僭，发为颠顶头痛。在现代医学中，可能属于神经性头痛。故用滋补肝肾、添精益髓、祛风之制首乌为主药；佐以安五脏、益肝肾之女贞子；和血脉、敛阴气、平肝阳之白芍药；和血解毒、消肿止痛之黑皮豆；清利

头目、降火平肝、养血熄风之甘菊花；治头痛、祛风活血之苦丁茶；缓中解毒之甘草；强阴益精之石斛；益肾滋阴之龟板；补阴滋阴之鳖甲；益精补肾、平肝潜阳之磁石；除肝经风热之石决明等为剂，以滋补肝肾，育阴潜阳。

病例：欧某，男，46岁。

初诊：1963年9月4日。

主诉：头顶疼痛已3年。

现病史：3年前发生头顶疼痛，频频发作。头痛剧时，心神不安，夜难入寐。平素不耐烦劳，劳则病发，甚则欲呕，思想烦乱，感情极易冲动，甚则怒不可遏。

检查：诊脉沉弦而数，舌红苔少。

分析：此肝肾阴精大虚，龙雷之火妄动，上扰心神头脑。

中医诊断：颠顶头痛（阴虚阳亢型）。

治则：法当补益肝肾，滋阴潜阳。

方药：见上。

二诊：1963年9月23日。

服上方15剂，头痛显著减轻，心烦少寐亦减，急躁易怒已自能控制，脉象弦数转平和，此阴液渐复，肝阳略平。仍宗前法，增大其制，由于并有十二指肠球部溃疡，宜分方制剂，同时并治。

方药：

1. 头痛汤方：生石决、制鳖甲、制龟板、生甘草各30克，龙骨粉、制首乌各25克，女贞子、草决明、生白芍各15克，关蒺藜、石斛、杭菊花、苦丁茶、黑豆皮各10克。10剂。一日1剂，分3次温服。

2. 十二指肠球部溃疡方：远志、炒枣仁、茯神、鹿角霜、北条参、海螵蛸各60克，南沙参120克，鸡内金、盐炒陈皮、炒白芍、酒炒寸冬、盐水炒甘草各30克。

用法：共研极细末，每服3克，一日3次，温开水送下。

肝阳挟痰饮颠顶头痛

头痛在巅，发作无时，发则呕吐清水及黄绿色之苦涩黏液，多年不愈。脉象弦滑而数，舌苔白薄不润。

本病为痰饮内伏，湿热中阻，肝阳亢盛，肝阳挟痰饮上扰，故颠顶痛而呕吐清水苦水。

治用苦降辛开，平肝和胃，镇逆化痰，疏通中焦。

方药：赭石粉、煅龙骨粉、煅牡蛎粉各25克，白茯苓15克，法半夏、淡吴茱萸、陈皮、炙甘草各10克，炒黄连、龙胆草各5克，生姜3片，大枣5枚。5剂为一疗程。每剂加水3磅，熬至1磅，一日分3次服完。

注：上节颠顶头痛为阴虚阳亢所致，故用大剂滋阴潜阳柔和之药；本节颠顶头痛为湿热痰饮中伏，被肝阳扰动而发头痛呕逆，故用半夏、陈皮、茯苓、甘草（二陈汤）以祛痰涤饮为主药，加吴茱萸、生姜之辛以散之，黄连、龙胆草之苦以降之，赭石、龙骨、牡蛎以平肝、镇逆、化痰，以调和诸药之大枣等为剂而镇痛止呕。本节与上节二证同为颠顶头痛，由于病因不同，故全身症状亦异，所用方药更截然各别，但都能得到治愈。这种证似同而治大异，是根据辨证论治原则而施。

病例：郑某，女，27岁。

初诊：1969年7月14日。

主诉：头顶疼痛已3年。

现病史：1967年春首发头顶痛，素常发作，痛则呕吐清涎水及苦涩之黄绿水液。病历两载，逐渐加重。伴前额沉重压闷感，胸脘痞闷不舒，大便不实。

检查：诊脉弦滑而数，舌苔白薄欠润。

分析：本证为阴虚阳亢，湿热中阻，肝阳挟痰热上扰清窍，故颠顶头痛；内扰胆腑，胆气上逆，故呕吐清水或黄绿苦水。

中医诊断：颠顶头痛（肝阳挟痰饮型）。

治法：宜辛开苦降，疏通中焦，平肝和胃，降逆化痰。

方药：见上。

二诊：1969年8月17日。

服药后病本愈，近因天气炎热，汗出过多，加之气恼，病又复发，但无呕逆等症。诊见脉象弦大不滑，舌苔薄白而干。当甘平温润，平肝柔肝，育阴潜阳。

方药：珍珠母粉30克，制首乌、煅磁石、制鳖甲、制龟板、女贞子各15克，杭菊花、黑豆皮各12克，竹茹、白芍、石斛、关蒺藜各10克。5剂。

（四）脓耳后遗头痛

先因脓耳（中耳炎）作痛，继出脓血，后经手术，愈后续发头痛，连及耳内亦痛。每周发作一次。发时头昏眼花，痛如针刺，并发肢体抽搐。

此乃肝肾阴虚火旺，余毒未尽，着于少阳之经使然。

治宜甘缓咸平，柔和滋润，镇静安神，益阴潜阳。切忌辛燥温热之味。

方药：制首乌、制龟板、制鳖甲各25克，女贞子、龙牡粉、白芍、决明子、玉竹、关蒺藜各15克，粉甘草、黑皮豆、苦丁茶各10克。浓煎，分3次温服，10剂。亦可用本方10剂熬取汁，另加白蜜1500克收膏。每服一大匙，开水化，每日2次。

忌鸡、鸽、牛、羊、狗肉；虾，蟹，鲤、鲫鱼及无鳞鱼；葱、蒜、姜、椒等有刺激性之食物。

注：耳为肾窍，手少阳三焦、足少阳胆之经脉皆入耳中，二经均属相火，火盛则动风、伤阴，使筋失滋养，故痛甚则发痉挛。方用制首乌、女贞子、龟板、鳖甲、龙骨、牡蛎等以养阴血，补肝肾，滋阴潜阳；玉竹、白芍、甘草等甘缓柔和，以敛阴止痛；决明子、蒺藜、黑皮豆、苦丁茶等益肾滋阴，平肝熄风；更加补中益气、解毒之蜂蜜熬膏缓服，以从本治。

病例：张某，男，34岁。

初诊：1956年7月13日。

主诉：左中耳炎手术后头痛已3个月。

现病史：1951年初患脓耳逐渐加重，左侧中耳炎经常流出脓血，于今年3月手术治愈。术后18天轻微活动时，突发头昏眼花，耳内痛如针刺，肢体时而震颤，时而抽搐，时而拘急。经用中西药（药名未察）及针灸（穴位不知）对症治疗，上症暂时缓解。从此每7日发作1次。已治疗3个月，病状如前。

检查：舌红苔少，诊脉弦数而寸部浮大。

分析：臆断为术后创口瘢痕尚未平复，动劳受震，伤及神经所致。按中医理论分析，实为肝肾阴虚，阳盛动风，故眩晕耳痛，肢体震颤，或发抽搐，或作拘急状。

中医诊断：脓耳后遗头痛。

治法：滋阴潜阳、镇静安神、柔肝熄风。

方药：见上。

二诊：1956年7月23日。

上方连服10剂，全身震颤或抽搐或拘急再未发作，头昏眼花大减，耳内刺痛基本未现。仍宗上方10剂，加柏子仁、桑椹子、杭菊花、白茯苓各100克，浓煎，炼蜜收膏，每服一汤匙，一日2次，饭前空腹时开水冲服。

（五）脑震荡后遗头痛

头脑昏闷胀痛、呕逆，尤以颞顶部及后脑部为甚。每于气候变化时，头痛更剧。

本病先由头部受伤而震荡其脑。在重伤患者，当时虽经治疗，但未能将脑中瘀血彻底消散，遗留后患，在气候变化时尤易发作。

治以镇逆为主，佐以消瘀、活血、通络、柔和之品。

方药：制首乌、龟板、煅磁石各25克，女贞子、草决明、白芍、龙牡粉各15克，杭菊花、苦丁茶、白蒺藜、牛膝、石斛各10克，珍珠母粉30克。加水浓煎，分3次服。可连服5～10剂。以后再发按原方续服。可能每发服药一次，再发则症状减轻。如此反复治疗，可望得到根治。

注：头部受伤，震荡其脑，当时各种险恶症状，虽经治愈，但脑内神经与血管所受损伤，未能得到根治，瘀血遗留为患。所以每逢气候变化受损伤，即发生头脑昏闷痛胀，甚则呕逆。因肝主筋，肾主骨，脑为髓海，不足则脑转耳鸣、眩冒。所以从肝肾两经论治，采取镇降滋潜、消瘀活血之法。故用磁石、龙骨、牡蛎、龟板、珍珠母粉，镇逆平肝，滋阴潜阳；首乌、女贞子、白芍、草决明、石斛滋补肝肾，强阴益精，养血祛风；白蒺藜、白芍、牛膝、苦丁茶，散瘀

活血，降逆敛阴。

病例：周某，男，44岁。

初诊：1970年8月19日。

主诉：头痛5年，近发1个月。

现病史：述1965年夏，车祸伤头，即后遗头痛，上月又被强震动而诱发。现头晕痛胀，时作呕逆。纳食减少，盗汗、自汗并见，夜难成寐。天气由晴转阴时，病发更甚。

检查：舌暗红苔薄白而干，舌右侧有紫瘢，脉弦涩。

分析：头部受伤，脑被震荡，瘀血未散尽，久积化热，伤损阴血；加之瘀血不去，新血不生，终致阴血亏虚，虚阳上僭，故现头脑昏闷痛胀。肝气横逆犯胃，则呕逆纳少。阴血不足，虚火内迫，津液外泄，则盗汗自汗现见。阴血不养心神，则夜难成寐。

中医诊断：头痛（脑震荡后遗头痛）。

治则：滋阴平肝、重镇潜阳，佐以活血散瘀。

方药：上方加浮小麦30克，用法同上。

二诊：1970年8月26日。

连服上方7剂，头脑昏闷痛胀基本消失，盗汗、自汗大见好转，呕逆已平，纳食增加，大便略干，夜寐尚安。仍宗上方服10剂。

三诊：1970年9月17日。

服上方10剂，头昏闷痛胀基本消失，盗汗、自汗亦平，饮食睡眠如常，大便一日一行，为黄色软便，嘱再服10剂，即可告愈。

颈项强痛

本病多发生在早晨起床后，项后大筋强痛，头不能左右转侧，也不能向前低。其痛多在一侧，上起发际，下至肩背，痛处拒按。

由于睡中枕头歪斜，项筋扭向一边，虚邪贼风乘袭，客于太阳经脉所致。俗名落枕，又名失枕。

治宜先用针刺法远端取穴，继用汤药配合，祛其风邪，活其经络。

刺法：用毫针先刺申脉（穴在两足外踝下五分陷中），刺入三分，留针半小时，后针后溪（穴在两手小指本节后外侧横纹尖上陷中），仰手握掌取穴，针入三分，留针半小时，当时可能得到缓解。

方药：葛根、杏仁、甘草、炒白芍、明玉竹、瓜蒌皮、麻黄各10克，桂枝6克，忍冬藤30克，生姜3片。加水两磅半，熬成1磅，一日分3次温服。避风寒，取微汗出，可连服至病愈。

外治法：将木梳在火上烘热，乘热以梳背在痛侧项筋上，上下来回刮动，轻重适度，冷了再烘再刮，也能缓解。

注：颈椎两旁项筋，为足太阳经所过之处，睡中失枕，致风寒侵袭，发生一侧颈项强痛，转侧俯仰不利，虽属寻常小病，然妨碍颈项活动。此证与《金匮》中刚、柔二痉之病象颇相似。故用麻黄、杏仁、甘草、桂枝、白芍、生姜、大枣等麻黄桂枝各半汤之药味；再加葛根、瓜蒌皮、玉竹、忍冬花、忍冬藤等，以治痉病之方兼补虚、通络之品为剂，以散太阳经之风寒。更用八脉交会穴，取后溪以通督脉，取申

脉以通阳浒。如留针半小时，可使项强减轻，疼痛缓解。用于临床屡试屡效。

病例：吴某，男，59岁。

初诊：1969年10月20日。

主诉：颈项强痛已半天。

现病史：昨晚入睡时，一切正常，今晨起床后，觉得项后左边大筋强痛，不能转动，俯首亦碍，痛处拒按，其痛下连肩背，右侧不痛。

检查：左颈项部肌肉痉挛，压痛明显。舌淡红，苔薄白，脉浮。

分析：风寒贼邪客于太阳经脉。

中医诊断：失枕。

治法：疏风散寒，宣痹通络。宜针药并施。

方药与方法：先用毫针刺左侧后溪、申脉，留针半小时，颈项强痛立减，略能活动。另服上方3剂。

二诊：1969年10月23日。

服上方3剂，颈项强痛基本消失，要求除根，嘱再服上方3剂即可告愈。

胸胁痛

胸胁痛一证，与肝、胆、肺及其经络病变有关。本节所述，乃中医疗效较佳的胸膜炎一病。

（一）胸胁痹痛（干性胸膜炎）

初起干咳、潮热、胸胁痛，继则经常胀闷，动则气促似喘。经胸透诊断为干性胸膜炎。因日久胸膜已经增厚，且与膈肌发生粘连，故深呼吸时牵引作痛。脉浮弦数，舌红。

本病为湿热蕴于上焦，日久化燥伤阴。

治以辛凉甘寒，清燥润肺，败毒消肿。

方药：鲜苇根60克，金银花、忍冬藤各30克，白茅根、薏苡仁各30克，冬瓜子、丝瓜络、旋覆花（布包）各15克，杏仁、延胡索、竹茹、瓜蒌皮、桔梗、枳壳各10克。水煎，分3次服，连服3～5剂。若症状减轻，则多服数剂，可得到根治。

注：本病与悬饮痛均为胸胁痛，同属胸膜炎症。其不同者，下节胸膜炎有炎性渗出液，本节胸膜炎只有炎性增厚，并与膈肌发生粘连，且有干咳、发热、胀闷、动则气逆似喘，深呼吸时有牵引胸胁痛感。从舌红脉数推断为，湿热化燥，致上焦津液被灼。故重用甘寒之鲜芦根以清上焦之热而滋阴液；更用白茅根清热泻火，忍冬花藤散热解毒，旋覆花软坚下气，冬瓜子清利热毒，薏苡仁清热利湿，丝瓜络通络散结，瓜蒌皮除胸中郁热，杏仁下气平喘，枳壳消胀，桔梗利膈，竹茹润燥，延胡索止内外诸痛。

病例：罗某，男，24岁。

初诊：1970年9月24日。

主诉：右胁痛、潮热已4个月。

现病史：今年5月中旬，初起干咳胁痛，午后潮热，时常发作，疼痛不休。伴胸中胀闷，咳则气逆喘促，并牵引胸胁作痛，有时痰中带血。经用中西药（药名不详）不断治疗，效均不显。

检查：体温38℃；X线拍片，诊断为右侧炎性胸膜增厚并与膈肌粘连。舌红苔白腻而干，脉濡。

分析：湿热蕴结上焦，日久化燥伤阴，故成上症。

中医诊断：胸胁痹痛。

西医诊断：干性胸膜炎。

治则：清燥润肺，解毒消肿。

方药：见上。

二诊：1970 年 10 月 13 日。

连服上方 8 剂，胸胁胀痛大减，潮热亦平，咳逆已止。上方去延胡索、杏仁，加柏子仁 10 克，嘱续服数剂，病愈停药。

三诊：1970 年 10 月 22 日。

再服上方 8 剂，胸胁胀痛基本已平，偶有右下胁肋痛。仍宗上方加白茅根 60 克，续服可望病祛。

（二）悬饮痛（渗出性胸膜炎）

前胸连胁肋胀痛，或左或右，呼吸急迫，畏寒发热，咳嗽不利。经检查诊为胸腔积液，虽经多次抽水，但过数日胀痛又发，屡抽屡发，经月不愈。

为湿热挟水邪阻碍上焦气机，古称悬饮。体质强壮者，可以十枣汤攻下。体弱气虚者，当慎用。

治法：病已日久，又经数次抽水，形体已虚，攻下恐非所宜，当宣清分利法，使渗入胸膜内之积液由分利疏泄而排出。

方药：冬瓜仁、薏苡仁、白茅根各 30 克，丝瓜络、旋覆花（布包）、赤茯苓、飞滑石各 15 克，桔梗、枳壳、柴胡、杏仁、通草各 10 克，苇根 60 克。上药加水浓煎。5 剂。

饮邪蕴结胸腔周围肋膜间作痛，故用冬瓜仁、薏苡仁、鲜苇根、白茅根、通草、滑石、杏仁、桔梗、枳壳、丝瓜络、赤茯苓、柴胡、旋覆花等，化气行水通络，轻清甘淡之品，以宣通分利之。常以此方用于临床颇有疗效。

病例：张某，男，41岁。

初诊：1969年12月30日。

主诉：左胸胁作痛已月余。

现病史：一月前发现胸胁肋左侧作痛，痛胀日增，渐至后连背胛，经某医院诊为胸腔积液。经治23日，抽水3次，达1400毫升之多。抽水后又生，无法根除。因来就诊。

检查：脉象弦滑而数，按之空乏，舌红苔腻白滑。

分析：此湿热阻于上焦气分，属于悬饮，治宜攻逐；但已3次抽水，正气大虚，下之则有正气亡脱之险。

中医诊断：悬饮。

西医诊断：渗出性胸膜炎。

治则：以清宣分利之品为剂，使已渗入胸腔之积液再从分消疏利而出。

方药：见上。

二诊：1970年1月6日。

服上方5剂，胸、背、胁、肋胀痛已平，亦未抽水，觉精神饮食均好，希望服药根除。仍宗上方增减，上方去柴胡，加瓜蒌皮9克，鲜苇根50克，3剂。

当本年4月17日，其妹来云：经武汉某医院复查，胸腔积液已吸收，病愈至今未发。因原方失落，请抄原方，以防复发。

（三）停饮胁下痛

胁下痛数日不愈，后连背脊，前及胸胁，卧床不能动，动则呕逆，转侧皆废，呼吸引痛。知饥不欲食，口干不欲饮，大便数日不通。

本证为停饮挟湿热，阻遏少阳厥阴之络，气机痹滞，络脉不通所致。

治宜宣湿清热，涤饮化痰，行气破血，通络止痛。

方药：柴胡、旋覆花（布包）、法半夏、乌药、桃仁、炒枳壳、瓜蒌皮、赤茯苓、石菖蒲各10克，赭石粉、冬瓜子、丝瓜络各15克，薏苡仁25克。水煎，1剂分3次服。可连服3剂。病愈可停药，未痊愈可续服2剂。

注：胁下为少阳厥阴二经所过之处，故首用入少阳厥阴经、散结行气治胸痞之柴胡；次用消痰结坚痞、下气行水之旋覆花；镇逆止呕、消痰涎之代赭石；缓肝气、泄血滞之桃仁；破痰气、除胁胀之枳实；止呕降逆、化痰下气之半夏；疏胸腹逆气之乌药；治热痰、消胸痹之瓜蒌子；除风湿兼止痛之石菖蒲；化痰通络之丝瓜络；化饮除湿之赤茯苓；清热渗湿之薏苡仁；消水散热之冬瓜仁等以清热除湿，祛痰涤饮，行气破血，通络止痛。

病例：刘某，男，37岁。

初诊：1964年1月22日。

主诉：左胁下痛已3周。

现病史：3周前发生左胁痛，后连脊背，前及肋下，疼痛日剧。今诊卧床不起，痛不能动，大便八日未行，只用灌肠法后通过一次。述素喜饮酒，前年曾患此病，调理两月而安，现在复发，症状同前。

检查：脉象弦数，舌红苔白干燥。

分析：据脉证合参，乃停饮湿热阻于少阳厥阴之络，气机痹滞为患。

中医诊断：悬饮。

治则：宣湿清热、涤饮化痰、破血行气、通络止痛。

方药：见上。

二诊：1969 年 1 月 24 日。

服上方 2 剂，痛减大半，已能转侧行动，大便一次。仍宗前方续服 2 剂。

三诊：1969 年 1 月 26 日。

便通脉和，痛已全平。嘱停药，只忌酒食生冷之物。

腹　痛

腹痛为临床常见症状，因腹内脏器众多，病因复杂，其类型繁多。内、外、妇等各科病证都可见此症，本节仅专论内科教科书中不载（但外、妇等科病证亦不在此列），临床亦颇常见的腹痛证。

（一）饮食停滞腹痛

满腹剧痛，脘中嘈杂，腹中雷鸣，上则呕吐馊酸食物，下则泻利水样便多次。是由于饮食生冷或腐败食物所致。

治以芳香化浊解毒为主，佐以安胃和中定吐，健脾燥湿止泻。

方药：藿香、砂仁、法半夏、陈皮、白茯苓、苍术、厚朴、炒神曲、焦山楂、炙甘草、吴茱萸各 10 克，黄连炭 3 克，生姜 3 片。水煎，分 3 次温服。

湿热浊秽郁伏，加以饮食生冷停滞，发生腹痛吐泻，故用藿香之芳香去秽恶之气而治腹痛吐泻；苍术辛烈香窜辟恶气，强脾胃，止吐泻；吴茱萸温中止呕，除湿郁；黄连炭燥湿去烦治泻；厚朴治吐泻而平胃调中；半夏止烦呕而和胃健脾；茯苓利湿而益脾；陈皮理气而调中；砂仁醒脾而和胃；

神曲开胃而消积滞；焦山楂消肉食，散瘀滞；甘草调和诸药；生姜调中而去秽恶，组合成剂。

病例：李某，男，36岁。

初诊：1950年8月7日。

主诉：腹痛已半天。

现病史：昨日白天工作一切如常，晚餐进食较多，夜半发生腹痛，继之恶心呕吐，胃脘胀痛、腹痛渐剧，并下利稀水。

检查：精神萎靡，形容消瘦，腹部凹陷，舌淡红苔白滑，脉象缓弱。

分析：湿热秽浊郁伏，复加饮食生冷，停滞中焦，气滞不通，致脾阳不升、胃气不降。气滞不通则生腹痛；胃气上逆则现呕吐；脾阳不升则见泄泻；湿热内蕴故下利稀水。

中医诊断：饮食停滞腹痛。

治则：芳香化浊解毒，安胃和中定吐，健脾燥湿止泻。

方药：见上。

二诊：1950年8月8日。

服上方1剂，腹痛已平，吐泻基本停止。唯胃脘痞胀未除，大便不实，仍宗上方服1剂。

一周后，其妻来云，2剂服已，病已早痊，特来告之。

（二）寒热错杂腹痛

腹脘绞痛难名，上则呕逆，饮食不入，下则大便闭而不通，腹痛反复阵作，甚则数日不愈。

本病为胃中原有伏热，更加饮食生冷，或外寒侵袭，以致寒热错杂而腹痛发作。

治当降逆、和中、泄浊、通便，苦寒辛热并用。

方药：藿香、吴茱萸、法半夏、干姜、陈皮、茯苓、厚朴、枳实、炙甘草、黄连炭、泽泻、炒川椒各10克，焦三仙各15克。浓煎，先服一酒杯，如不呕吐，以后可服半茶杯，隔一二小时服一次。服1剂如痛减便通，续服两剂则痛可止。病退后，宜食流质，不可进硬饭，否则病易反复。

注：脘腹绞痛，由伏热在胃，再受寒湿之邪或饮食生冷，寒热湿食错杂于中，脾胃运化失职，中焦阻塞，形成呕逆便闭，内关外格，因而绞痛难名。故用大辛大热之川椒、干姜、吴茱萸以温中散寒；大苦大寒之黄连以除热燥湿；半夏、陈皮以降逆止呕；厚朴、枳实以利气消满；茯苓、泽泻以利湿；神曲、山楂、麦芽以消各种食积；甘草以调和诸药。组成辛通苦降，消导开泄之剂，使中焦通利，则诸病自除。

病例：冯某，男，37岁。

初诊：1974年9月9日。

主诉：脘腹绞痛1天。

现病史：昨日发生脘腹绞痛，呈阵发性发作，伴纳呆、腹胀，大便不通已两日，经某医生用西药（药名不晓），服药后不久，痛发则呕吐而出。现自觉脘腹痞胀板结，按之痛，不知饥，不欲食，大腹胀满，脘腹绞痛时作。述病因行路受热食瓜，晚食过饱，入夜露宿，次日即感脘痞腹胀，仍勉强进食，当晚腹痛胀满，且痛渐增剧，口干喜热饮，饮亦不多，但痛剧非呕吐不解。

检查：诊脉寸弦尺伏，舌苔白润腻滑，舌尖红。脘腹硬满疼痛，拒按。

分析：伏热在胃，再感寒湿之邪，更加饮食生冷，寒热湿食错杂结聚于中焦，气机受阻，升降失常，故成脘腹绞痛，呕吐便闭，内外关格之证。

中医诊断：腹痛（寒热错杂型）。

治则：辛开苦降，寒热并用，降逆和中，泄浊便通。

方药：见上。

二诊：1974 年 9 月 11 日。

服上方半日后，腹中作响，入夜便通，痛即减缓。服完 1 剂，上症全已。特来询问，能否停药，即告可以停药。

（三）蛔虫梗阻腹痛

腹中阵发性剧痛，面色苍白，唇红，痛处有坚硬之包块，按之更痛。痛过一阵则自行缓解，包块亦消，但不久其痛又发。如此反复发作，甚至多日不愈。

多因饮食物有蛔虫卵，进入肠胃，日久发育成蛔虫，阻塞肠间而发生剧痛。

治法：祛虫，用古方乌梅丸、时方化虫丸合并加减。

方药与用法：

1. 苦楝根皮、乌梅各 15 克，炒川椒、炒黄连、肉桂、榧子、炒鹤虱、雷丸、白芜荑、全当归、槟榔、使君子、黄柏各 10 克，生姜 3 片。水煎，分 3 次空腹时服。

2. 鲜苦楝根皮 30 克，红糖 60 克。将苦楝根外皮洗净，刮光，切碎，加水浓煎，去渣，调入红糖，分 3 次空腹服。

3. 五香丸（成药，药店有售）每次 3 ～ 10 克，量人虚实予服。

注：蛔虫腹痛；15 岁以下小孩为多，发作无时。成人亦有患之者，痛发较前更为剧烈。本方合乌梅丸与化虫丸两方加减，重用乌梅之酸，为主药；佐以黄连、黄柏、苦楝根皮之苦；川椒、肉桂、生姜之辛；更加榧子肉、使君子、槟

榔、鹤虱、雷丸、芜荑等有效驱虫药；用一味辛润之当归以润肠通便。虫得甘则动，得酸则静，得辛则伏，得苦则下。另用五香丸中之五灵脂杀虫消积止痛，香附以行气止痛，牵牛子以杀虫通便。临床用之颇效。单用一味苦楝根皮煎汁，加红糖服，下蛔虫亦屡效。

病例：魏某，男，55 岁。

初诊：1936 年 7 月 8 日。

主诉：阵发性腹剧痛已 6 日。

现病史：7 月 2 日突发脐腹剧痛，痛处有拳头大包块，坚硬拒按，一二小时后，痛渐缓解，包块亦散；不久，痛又发作。痛发甚时，几不欲生，注射吗啡，效亦不显。

检查：面色萎黄，有圆形虫积白斑；舌淡红苔薄白，脉弦。

分析：此为蛔虫梗阻于肠间，气血暂时郁滞不通，故生阵发性剧痛。虫散则痛缓。

中医诊断：蛔虫梗阻腹痛。

治则：祛虫。用乌梅丸、化虫丸合而损益。

方药：

1. 五香丸：每日 9 克，一日 3 次，温开水送服。

2. 见上。

二诊：1936 年 7 月 10 日。

服五香丸 10 克，腹痛渐缓，续日夜频服方药 1 后，腹痛再也未现，昨日泻下蛔虫 40 余条。

（四）绦虫腹痛

腹痛无定时，亦无定处，有时剧烈绞痛，且有压重感，面色淡黄，神倦，嗜卧，头痛晕眩，夜寐不安，知饥纳少，心烦嘈杂，有时作呕，大便常带该虫之节片，古称寸白虫。

食带有绦虫囊虫的牛肉、猪肉、鱼等而发病。此虫在鲫鱼肚内亦多见。

治以祛虫为主。

方药：白花石榴根皮 30 克（切细），苦楝根皮、贯众、炒鹤虱各 15 克，当归 12 克，槟榔、白芜黄、榧子肉、使君子肉、炒川椒、川黄连、雷丸各 10 克。浓煎，空腹分 3 次服完（每日早、中、晚饭前空腹时各服 1 次），以 2 剂为度。虫由大便排出。如将虫连虫身攻下，则可除根，否则只暂时得到缓解，以后难免复发。

注：本方用白花石榴根皮（酸石榴根皮）为主药，佐用药物与上节治蛔虫方大致相同，大都为有效之驱虫药，屡用于临床，都能将虫排出。

病例：何某，女，19 岁。

初诊：1947 年 10 月 3 日。

主诉：腹痛已二月余。

现病史：两个月前发生腹隐痛，痛无定处，亦无定时，痛处偶有重压感，痛过则安。纳食时多时少，经常头晕头痛，脘中嘈杂，恶心欲呕，大便常带绦虫之白色节片，伴神疲失眠。

检查：面黄肌瘦，舌淡苔白，脉细涩。

分析：进食带有绦虫囊虫的牛肉、猪肉等而发。

中医诊断：绦虫腹痛。

治则：祛虫为主。

方药：见上。

二诊：1947 年 10 月 5 日。

一昼夜内服完上方 2 剂，昨日下午，将绦虫全虫连头泻出，计有一丈五尺多长。再拟健脾调胃药：党参15克，茯苓、白术、炙甘草、陈皮、法半夏、木香、砂仁、炒二芽、炒山楂各10克。3剂。

（五）奔豚气腹痛

痛发时气从小腹起，循脐腹上冲胸膈至咽，发作欲死。移时痛止病缓。也有病发时脐腹坚硬拒按，其气向上攻冲，有形成包块的，亦有病发寒热的。

本证为肾经寒水之气由下向上攻冲。

治宜镇逆、降气、温中、散寒。

方药：桂枝、吴茱萸、炙甘草、白术、炒枳实、陈皮、法半夏各10克，炒白芍15克，薏苡仁25克，茯苓30克，生姜3片，大枣5枚。水煎，1剂分3次服，3剂。

注：奔豚，乃形容一种腹痛之病名。《金匮要略》云："奔豚病，从少腹起，上冲咽喉，发作欲死，复还止，皆从惊恐得之。"又云："奔豚气上冲胸，腹痛，往来寒热，奔豚汤主之。"痛发时，气从小腹向上攻冲胸腹，至于咽喉，如小猪从下向上奔突而作痛。故重用渗湿行水、散心下结痛之茯苓；治上气结气泄奔豚之桂枝；治气逆上冲，降气最速之吴茱萸；利水道、下逆气之半夏；调中快膈、导滞下气之陈皮；消胀满、利小便之白术；利膈消胀、破气降逆之枳实；健脾益土、渗湿泻水之薏苡仁；平肝缓中止痛之白芍；能调和诸药之甘草；更加辛而温，调和营卫之生姜、大枣为剂，以治肾气上冲之奔豚。

病例：吴某，男，31岁。

初诊：1970年9月4日。

主诉：脐腹周围作痛已3年。

现病史：3 年前，即发脐腹周围痛，痛处坚硬拒按，呈阵发性发作，痛发时自觉有物从脐下向上攻冲，发作时剧痛欲死，移时自止。发无定时，亦无规律。有时上下肢关节伴有游走性疼痛。

检查：面色苍白，舌淡苔白滑，脉沉弦而滑。

分析：寒湿水气著于脾肾二经，膀胱气化失司，致水寒之气上冲。

中医诊断：奔豚病（奔豚气腹痛）。

治则：温中散寒，降气镇逆。

方药：见上。

二诊：1970 年 9 月 8 日。

服上方 3 剂，腹痛、关节痛均已痊愈，唯食欲不振。仍宗上方加陈皮、神曲各 10 克。再服 3 剂。

（六）络脉空虚腹痛

本病多为阵发性腹痛，自觉痛处有拘急感，外皮触之则痛，但重按久按而痛反止，腹软无抵抗。

多因久病络脉空虚，营卫失调，不荣则痛。

治则主以缓中补虚，佐以调和营卫、通络止痛。

方药：制首乌、阿胶珠、鹿角霜各 15 克，炒白芍、炙甘草、当归须、柏子仁、桃仁泥、九香虫（另研分冲）、旋覆花（布包）各 10 克，桂枝 5 克，生姜 3 片，大枣 5 枚，饴糖 60 克（分 3 次兑入药汁中和服）。浓煎，分 3 次温服，3 剂。

注：寒热虚实都能导致腹痛，必须从症状上细心地加以分析研究，诊断明确后，进行治疗，才能得到预期疗效。本病是阵发性腹痛，拘急作痛，而非胀满，痛处腹皮轻触更痛

（是手不可近），但重按和久按其痛反止（是所谓喜按），腹中无物抵抗，所以诊为络脉空虚。络脉空虚，实质上是阴血不足，局部脏腑组织失养而生痛；重按久按，俟后续血液聚而复养局部组织，故痛即缓解。因仿《叶氏医案》通络补虚法，以小建中汤、当归建中汤加味。用大温而甘，缓中止痛之饴糖为主药；佐以桂枝、生姜之辛温通经活血暖中，合白芍之苦酸，大枣、甘草之甘温，而成辛甘化阳，酸甘化阴，以调和营卫而止虚痛。再加当归根须、桃仁通络散血滞；旋覆花、九香虫散结以行气滞；阿胶滋肾和血养阴；鹿角霜生精补髓养血助阳，治一切虚损劳伤；柏子仁养心气润肾燥，助脾滋肝益血；首乌养血、添精、益髓。

病例：代某，男，44岁。

初诊：1974年12月25日。

主诉：脐下腹隐痛已3年。

现病史：1971年始发现脐下约一拇指大面积处隐痛，断续发作，渐渐加重，疼痛面积逐渐增大。自觉初触皮肤则痛甚，倘若重按或久按反不痛。经钡餐灌肠拍片，各段结肠未发现异常。伴大便下利，解出不畅，矢气频多。经用中西药（药名不谂），疗效不显。有时右胁肋痛，食后腹胀。素有肝病史和慢性阑尾炎史。

检查：舌淡苔白，脉弦有力。

分析：此疾为正气不足，络脉空虚，致营卫失调而成。

中医诊断：腹痛（络脉空虚型）。

治则：缓中补虚，活血调气，通络止痛。

方药：见上。

二诊：1975年1月8日。

服上方5剂，腹痛时间较前大大缩短，以前为一天到晚疼痛无休，极不舒服，现已 2 天无腹痛。唯右下腹略不适，并牵引右腰胀痛，大便每日 1 ～2 次，解之不畅，无肠鸣。是上病已蠲，余症乃慢性阑尾炎作祟。拟清热解毒、活血散瘀、排脓消肿。

方药：活血藤、地丁、蒲公英、败酱草、忍冬藤各 30 克，薏苡仁 25 克，冬瓜子 15 克，枳壳、桔梗、赤白芍、桃仁、甘草各 10 克。5 剂。水煎服。

三诊：1975 年 1 月 13 日。

服上方 5 剂，上症基本痊愈，嘱再服 3 剂以善后。

（七）缩阴证小腹剧痛

男子于房事后发生小腹拘急阵痛，痛剧则面、唇、指发青，四肢厥冷，口鼻气凉，肾囊、睾丸及阴茎全部收缩，脉象细涩如伏，世俗称为“缩阴证”，治疗失当，则有生命危险。

此乃房事后精气空乏，肝肾阴阳俱虚。或卧于阴凉冷湿之处，或渴饮凉水，或恣食冷物，寒邪乘虚直入下焦所致。

可外用热敷法，内服辛温甘热之四逆汤与回阳救急汤加减。

外治法：

1. 大公鸡 1 只，用刀将鸡内脏带血覆盖在小腹上，要将肚脐盖住，用绷带缚定，其痛自缓。如用鹁鸽亦可。如痛未全止，再用 1 只热敷如前法。

2. 食盐 1500 克，锅内炒极热，用青布包一半，扎紧，放在患者小腹部，来回熨摩不停。如热度过高可隔布一层，多熨肚脐正中。如盐渐冷，可换锅内热盐包再熨，其痛立缓。

3. 用布底鞋一双，在火上将鞋底烤极热，隔布一至二层，熨帖按摩小腹、脐部，冷则更换热鞋一只，如此反复熨摩，亦能奏效。

方药：熟附片、肉桂、白术、干姜、炙甘草、白茯苓、吴茱萸、陈皮、白芍各 10 克，党参 15 克（红参更好）。加开水 3 磅，文火煨两小时，分 3 次温服，每次滴入猪胆汁 3 滴，无猪胆汁可用童便一杯兑入药汁冲服。

病例：段某，男，38 岁。

初诊：1943 年 7 月 24 日。

主诉：小腹剧痛阴缩半天。

现病史：昨日下半夜突发小腹痛欲死，阴囊、睾丸及阴茎全缩入腹，口鼻气凉。

检查：面唇指甲青紫，四肢逆冷，舌青苔白，脉沉细而伏。

分析：时当三伏，房事后卧于地下室阴冷之处，寒邪直中至阴，俗称缩阴症，不治则死。

中医诊断：阴缩证。

治则：内外兼治。外用热敷法。内服辛甘温热回阳救急之品。

方药与方法：

1. 先用红糖 100 克，胡椒粉 3 克，滚开水冲化热服，以缓其急。

2. 外治法：见上外治法 2。

3. 方药：见上。服 1 剂。

二诊：1943 年 7 月 25 日。

按上法、上方治疗后，阳气渐回，四肢转暖，腹痛全止，前阴与肾囊均恢复正常。嘱按原方续服 1 剂，红参改党参 30 克。并忌生冷食物百日。

中　风

中风以突然昏仆，不省人事，或口眼㖞斜，语言不利，半身不遂，或仅以㖞僻不遂为主症的一类疾病。因其起病急骤，症见多端，与自然界“风”善行数变的特征相似，故类比名为中风。

中风一病，原载于《内经》，其病名有大厥、薄厥、仆击、偏枯、偏风、痱风、卒中等。对病因病机，《内经》描述较多。如：《灵枢·刺节真邪》篇谓：“虚邪偏客于身半，其入深，内居营卫，营卫稍衰，则真气去，邪气独留，发为偏枯。”《素问·调经论》篇云：“血之与气，并走于上，则为大厥，厥则暴死，气复返则生，不返则死。”后世医家对中风一证的病因病机论述更多，大多以为：肝阳化风，气血逆乱，夹痰夹火，直冲犯脑，蒙蔽清窍，横窜经络，而形成本虚标实，上盛下虚，阴阳互不维系的危急证候。

张老治疗本病主张预防为先，凡年过五十之人，气血渐弱，阴阳渐渐失去平衡，尤其是阴虚阳亢之体，加之外界因素的刺激，极易暴发中风。强调中老年人平素要注意调理自己的生活方式，故张老认为：起居要有规律，忌工作通宵达旦，或久睡懒起；饮食上宜清淡为主，忌肥甘厚味油腻之品；精神上要乐观愉快，善于调节情绪，忌郁怒忧虑、大喜大悲、情绪激动。如出现“中风先兆”症状，应立即服药调节以防不测。临床上张老多用“十全大补汤”酌情加减治疗，尚可预防中风的发生。一旦中风则要根据中医“急则治其标，缓则治其本”的原则，辨证施治。若痰热郁闭，神昏抽搐者，多用清热泻火、熄风化痰、开窍宁神之汤药，加服至宝丹或紫雪丹等。若是中风坏证，则要辨清是脱证，还是闭证；若为脱证，多用独参汤送黑锡丹，或用生姜汤送回生再造丸；对于闭证，多用竹沥姜汁汤送局方至宝丹。中风后遗偏瘫一证，则主张用张仲景治血痹虚劳的黄芪桂枝五物汤合王清任的补阳还五汤等加减。若左侧偏瘫，认为其病因尚兼血分偏虚，宜在上述方中加四物汤以和血脉；若右侧偏瘫，则兼气分偏虚，于上述方剂中重用黄芪、党参、玉竹等补正气以驱邪气之药。若中风二便不通，则用开提上焦、消导中焦、温补下焦之法，常仿麻黄附子细辛汤合温脾汤及大黄汤温下之。若为风邪中于阳明之络为歪嘴风证，则用顺气匀风散加减。下面将张老治疗“中风”的法则、经验附于后。

中风先兆

凡人过50岁或60岁后，自觉手指或单侧上肢及上下肢半身发麻或木，皆为中风先兆，当急为预防，不可忽视。从师传经验及临床体会，无论左手或右手，自觉一指发生麻木，五年之内须防中风；两指麻木，应在四年之内；三指麻木，应在三年之内；四指麻木应在两年之内；五指俱麻，应在一年内；若半身上下（左侧或右侧）手指和脚趾连肢体麻木，更加头晕目眩，头痛耳鸣，上重下轻，行动飘忽不稳，应在短期一月，长则半年之内；倘再加舌蹇，语涩，唇舌发麻，几日内多发，或一日内数发，将在近日之内发病。如能及时治疗，尚可防止，否则必然中风，屡见不鲜。

本病为气虚、血热、痰瘀，因气血失其平衡，阳盛于上，阴虚于下，故上重下轻。前人有“手足麻者属气虚”，“手足木者属湿痰死血”之说，故见症如上述。

治当益气、凉血、泻火、消瘀、降逆、化痰。加减十全大补汤。

方药：生黄芪、童子参（即太子参）、茯苓、白芍、生地、玉竹、竹茹各15克，白术、甘草、当归、川牛膝各10克，白茅根、鲜桑枝、赭石粉各30克。水煎，分3次温服。5剂为一疗程。

注：前人以风从外入，发生半身瘫痪为真中风。如风自内生，发病为类中风。无论真中风或类中风，皆以气血亏虚，痰多热伏所致。故用参、术、苓、草、黄芪、玉竹以补气；归、芍、生地以养血；白茅根凉血消瘀；赭石平肝镇逆；牛膝添精益髓，强筋补肝，引血下行；鲜桑枝治风气拘挛，久服可预防偏风；淡竹茹凉血除热，寒滑利窍，清燥化痰等药为剂。如自觉有上述证候，能及时按方服药数剂，多能收到预防之效，但须注意休息。

病例一：张某，男，71岁。

初诊：1968年4月14日（门诊号：680112）。

主诉：高血压20余年，加重3天。

现病史：20年前患有高血压病，反复发作。近3天来，头目眩晕，行动似在车船中，自觉摇晃不定，上重下轻，四肢麻木。常出现短暂手足不灵，语言不利。服西药（药名不详），血压仍不稳定，忽高忽低。

检查：血压220/120mmHg。诊脉浮弦有力，舌红苔白。

分析：此当春阳正盛之际，肝阳盛时气妄动，加以素体血热火盛，气阴两虚，厥阳亢上，须防中风昏厥发生。

中医诊断：中风先兆。

治则：益气滋阴，凉血泻火，消瘀和血，降逆化痰。

方药：十全大补汤加减。生地、白茅根、太子参、竹茹各15克，赭石粉30克，川牛膝、黄芪、当归、白术、白芍、甘草、桂枝、玉竹、桑枝各10克。一日1剂，分3次温服。

二诊：1968年4月22日。

服上方5剂，头目眩晕已平，肢体不再摇晃，肢麻减半，手足活动不灵、语言不利未再现。但查血压仍较高（190/100mmHg），诊脉虚弦，舌红苔薄白。上方去桂枝，加夏枯草30克，沙参、桑枝、白茅根、竹茹各15克。续服5剂。

三诊：1968年5月10日。

服药后症状已减八九分，唯四肢末稍微有触电感。查血压：175/88mmHg。脉弦而柔和，舌色如前。仍宗上方加紫菀10克，以补虚调中、下气消痰、清除余邪（5剂）。

7年后，患者来云：自断续服用上药后，至今安然无恙。

中风抽搐

病多起于夜半，睡中发生痰鸣气促、神昏窍闭，四肢厥冷，呈阵发性口眼歪斜、肢体痉挛、抽搐。脉象弦劲、滑数有力。有经过数日逐渐缓解者，有因此致死者。

本病多发于50岁内外火旺阴虚之人。由于郁热内伏，火动风生，痰浊内应，蒙闭清窍，阻滞经络，故发生抽搐。

治宜清热泻火，熄风化痰，开窍宁神。

方药与用法：

1. 局方至宝丹，每次 1 粒，竹沥、姜汁各少许，将药研化，开水冲服，每日 2 次。

2. 紫雪丹，每次 1.5 克，开水化服，每日 3 次。

以上两方任服一种，可连日照服，均以神清搐止为度。

3. 汤方：鲜石斛、带心连翘、杭白芍、竹茹各 15 克，鲜石菖蒲根、莲子心、杭菊花、川黄连、钩藤（后煎）各 10 克，白茅根、鲜桑枝各 60 克，忍冬藤 30 克。每日 1 剂，水煎频频灌服，以神清、窍开、风平、抽止为度。

注：凡内有伏热兼挟痰饮，因肝阳暴发，火动风自内生者，名为类中风。多口眼歪斜，肢体搐掣，神昏窍闭。用鲜石菖蒲、莲子心、带心连翘，以清心除热、开闭通窍；桑枝、竹茹、茅根、石斛、白芍、菊花、钩藤、忍冬藤，以平肝熄风而缓痉挛；黄连凉血泻火；竹茹清热化痰。更用至宝丹或紫雪丹芳香通络，清心醒神，开窍除热。若能及时治疗，多能转危为安。

病例：王某，男，45 岁。

初诊：1945 年 7 月 4 日。

主诉：患眩晕 10 年。神昏抽搐已 1 天。

现病史：10 年前即出现头晕目眩，断续发作。病发时，服中西药物（药名不详）即可缓解。今年 5 月 25 日，猝然吐血数口，用西药止血获愈。昨日突然气促痰鸣，声如曳锯，肢体抽搐，口眼歪斜，神昏窍阻。即时请医针灸、推拿，抽搐转缓，但神识不清。今晨来诊，仍神志不清，口涎自流，肢体拘急，呈阵发性痉挛。

检查：脉象浮弦滑数，舌红苔白而薄。

分析：证属伏热伤阴，肝风内动，兼夹痰饮，上蒙清窍，横窜经络。

中医诊断：中风闭证（阳闭）。

治则：清热泻火，熄风化痰，开窍醒神。

方药：见上。

用法：以上3方，每日按上述药量，轮流服用。

二诊：1945年7月7日。

按上法服用3天，神志逐渐清醒，已能识人，抽搐亦平，唯语言謇涩，口涎仍多，脉色如前。仍按上方照服，仅在原汤剂中加川贝10克，以冀病痊。

三诊：1945年7月12日。

再服上药5天后，神志全清，语言能出，口涎不流，略食稀粥。脉象弦数，舌红苔薄白，是外热虽退，内热未清。拟清热泻火、解毒化痰、安神开窍以期除根。

（1）牛黄清心丸，每次1粒，竹沥、姜汁各少许化服，一日2次。

（2）汤方：白茅根、鲜桑枝各60克，忍冬藤30克，生石膏、带心连翘、杭白芍、竹茹、鲜石斛各15克，鲜石菖蒲根、莲子心、杭菊花、水黄连、钩藤（后煎）、知母各10克。每日1剂。

中风痰厥

病者猝然昏厥，不省人事，痰涎壅塞，气促作喘，面色苍白，头上汗出，双目紧闭，窍闭不语。脉象弦滑实大，舌红苔腻。

患者多系酒客及痰饮素质，形体较胖，正气较虚之人，因思虑过度，郁火挟痰饮内动，蒙蔽心包，神明昏乱，因而发生昏厥。

治宜先用开闭通窍、豁痰清神，以救其急；继用镇逆泻火、祛痰补气，以治其本。

针刺穴位：百会、哑门、风府、承浆、神门（单）、丰隆（双侧）。

方药与用法：

1. 玉枢雷击散 1 克（成药），开水调，缓缓灌服，以能呕吐痰水为佳。

2. 黑锡丹 10 克（成药），西洋参 10 克（可用生晒参代）熬水送下。

3. 汤方：生石决明粉（如无此药，以珍珠母粉 60 克代之）、磁石粉各 25 克，鲜石菖蒲根、京半夏、旋覆花（布包）、远志肉、炒枳壳、化橘红、钩藤、薄荷各 10 克，生石膏粉、朱茯神、赭石粉各 15 克。水煎，分数次灌服，每次滴入姜汁少许，以神清以度。

注：猝然痰涎上涌，神昏窍闭，肢体不发搐，证是真中风，也可称痰厥。故首用治痧证之雷击散，撬开牙关强灌入喉以吐出痰涎。次用参汤送黑锡丹以升降阴阳，坠痰定喘，兼以固脱。三用生石膏、石决明、磁石、赭石以清热泻火，镇逆降压；菖蒲、远志、茯苓、半夏、橘红、旋覆花、枳实、钩藤、薄荷等以开窍化痰，理气祛风。组合为剂，使火降热除，痰消气平，神明恢复。

病例：周某，男，67 岁。

初诊：1939 年 12 月 12 日。

主诉：昏厥痰鸣已 1 天。

现病史：平日善谈喜饮，形体魁梧。虽年逾古稀，犹手不释卷。昨日伏案凝思，忽觉头晕目眩，痰促气喘，经人扶持，幸未仆地。继则昏不识人，呼也不应。

检查：神志昏迷，窍闭不语，汗出如珠。舌红，苔黄腻而干。脉伏肢冷，喉间痰响。

分析：此为痰饮素质，因焦思苦虑，耗阴动火，火随阳升，痰因火动，而发为痰厥。

中医诊断：中风痰厥。

治则：先用开闭通窍，豁痰清神，以救其急；继用镇逆泻火，祛痰补气，以治其本。

方药：

1. 针刺百会、哑门、风府、人中、承浆、神门（单）、丰隆（双）。

2. 玉枢雷击散（小瓶），水调灌服以吐出痰为度。

3. 西洋参 15 克，熬汤送下；黑锡丹 10 克，分 3 次服下。

二诊：4 小时后再诊。

用水调灌服玉枢雷击散后，吐出胶痰一碗；服下黑锡丹后，吐出冷痰数碗。现神识渐清，脉象洪大无伦，舌绛苔干燥，面色正赤。此因思虑过度，五志过极，耗劫真阴，阴亏火动，灼津为痰，上扰脑窍，发为痰厥。厥则暴死，气复返则生，不复返则死。今幸针泻、药吐，阳气回转，神明渐复；药宜镇逆、泻火、化痰为法。因痰化则眩晕自平，火降则津液自生。

方药：见上方 3。

三诊：1939 年 12 月 14 日。

服上方 2 剂，神识已清。但头晕未除，舌红苔干转润，中心黄厚边白，便阻未通。此火邪仍炽，宜加入咸苦下夺、釜底抽薪之品。原方加玄明粉 15 克，大黄 5 克。续服 1 剂。

四诊：1939 年 12 月 16 日。

服上方后，头晕大减，大便已通，舌苔亦退，然脉仍实大有力，寐中痰响，声如曳锯。此痰饮素质，更加火盛，宜清火化痰。

方药：生海蛤粉、生石决明粉各 15 克，知母、瓜蒌子（打）、旋覆花（布包）、紫菀、枯黄芩、枇杷叶各 10 克。

五诊：1939 年 12 月 19 日。

服上方 3 剂，各症状已消失，脉大较平，但沉实有力，舌红苔白。此热痰渐化，阳潜阴复之证。再宗用前法加减，以巩固疗效。

方药：佩兰、杏仁、知母、橘红、枳壳、紫菀、贝母、苡仁、瓜蒌皮、旋覆花（布包）各 10 克，海蛤粉 15 克，水煎服。5 剂，一日 1 剂。

中风坏证

初觉肢体欠灵，舌謇语涩，但神志尚清。移时神识昏迷，目睛直视，瞳孔对光反射消失，鼾声大作。喉中痰声如曳锯，口开，手撒，遗尿，额上汗出如珠，聚而不流，扪之黏手，面赤如朱，脉象洪大，按之无力。前人所为五脏俱绝，其死甚速，故名坏证，亦名脱证。如目转闭合，口不开，牙关紧闭，手不撒而握拳，汗不出，小便失禁，脉象沉而有力，则为闭证。

本病多发生于年龄较高之人，形体外实，真气内虚，一旦郁火勃发，痰随火动，五脏真气失守，险象即生。其中，目睛直视为肝绝，小溲自遗为肾绝，汗出不止为心绝，口开手撒为脾绝，鼻息鼾声为肺绝，故谓五脏俱绝。实乃元气虚脱，其死甚速。至于闭证，乃火动痰升，气血阻滞，经络壅塞所致。

治法：脱证宜大补元气，镇固摄纳，进行急救，以冀万一。闭证宜泻火、祛痰、开窍、清神。

方药与用法：无论脱证、闭证，先用吸痰器将痰吸出，以免堵塞气管，再行用药。

1. 脱证方：

（1）黑锡丹，每次10克，红参10克（亦可党参60克代用），煎汤服下。

（2）回生再造丸，每次一丸（3克），生姜汤化开，徐徐灌之。

（3）新鲜竹沥，少量频灌；如能吞咽时，则和人参汤徐徐灌之。

2. 闭证方：局方至宝丹，每次1粒。用竹沥、姜汁化开，少加开水调和，缓缓灌服。或安宫牛黄丸1粒，用法同上。或紫雪丹1.5克，用法同上。

注：凡属脱证者得救者少，为了救死扶伤，当竭尽人力挽救。故先用吸痰器吸出其堵塞喉中之痰，以缓其急。急用黑锡丹以独参汤灌下，冀能升降阴阳、坠痰、定喘、固脱。回生再造丸为治暴中风之要药。新鲜竹沥亦是猝暴中风，清热化痰，通络透窍必用之良方。

至于至宝丹、紫雪丹、安宫牛黄丸等，用于中风闭证，服之及时，对精气未衰者，尚有好转希望。

病例一：袁某，男，52岁。

初诊：1944年3月9日。

主诉：中风已3天。

现病史：素体健康，唯日不离酒。本月6日晚，入睡如常，次晨觉手足不灵，起床时即昏倒。家人扶持仰卧，已神志不清，双目紧闭，肢体痉挛。即送往某医院抢救，历两昼夜，症状不见缓解，打算再送往其他医院治疗，有人建议中医治疗，故来诊。现神识昏迷，身热面赤，气粗息促，喉中痰鸣。双目紧锁，牙关紧闭，口噤不开，肢体痉挛，两手握固，大便3日未行，小便不利。

检查：脉弦滑数实，舌红苔白不润。

分析：夙嗜饮酒，知痰热素盛。人与天地之气相应，正值春阳升腾，人体肝阳暴张，阳升风动，气血上逆，挟痰热之邪上蒙清窍，内闭气机经络，故成本证。

诊断：中风闭证。

治则：清肝熄风、泻火祛痰、开窍醒神。

方药与方法：

1. 按揉肺俞穴，次针人中、承浆、哑门。

2. 先用姜汁少许，竹沥半杯，灌服紫雪丹1.5克。

3. 继用上汁轮流灌服局方至宝丹、安宫牛黄丸各1粒。

4. 汤方：生石决明粉、磁石粉各25克，鲜石菖蒲根、京半夏、旋覆花（布包）、远志肉、炒枳壳、化橘红、钩藤、薄荷各10克，生石膏、朱茯神、赭石粉各15克，水煎，加入姜汁少许代茶饮。1剂。

二诊：1944年3月10日。

经用上药上法后，神识稍清，身热面赤亦减，气喘息粗、目闭口噤、肢体痉挛、两手握拳均已缓解，二便畅通。唯有短暂四肢抽掣。脉弦滑数，舌红苔白。仍宗上药续用，停针灸、推拿。

三诊：1944年3月20日。

遵用以上方药旬日，神识已清醒，身热面赤、气粗痰鸣、肢体短暂抽搐等全平。仅右半身偏瘫，知饥欲食。脉弦滑，舌红苔薄白。

方药：

1. 桑枝煎：即干桑枝或鲜桑枝 60 克切细炒枯，熬水。加蜂蜜适量，调和代茶。

2. 大活络丹，一日 1 粒，100 粒为一疗程。

3. 针灸。上肢：少海、曲泽、偏历、阳溪、腕骨、曲池、裂缺。下肢：环跳、足三里、委中、阳陵泉、承山、昆仑、解溪。隔日上下轮刺。

四诊：1944 年 10 月 6 日。

服上药半年余，间断配合针刺、推拿，现已能依杖行走，生活基本能自理，嘱仍按上方上法续用。

病例二：缪某，男，61 岁。

初诊：1947 年 4 月 7 日。中风已 3 小时。

现病史：今晨起床，卒然昏倒，眼闭口开，口涎自流，舌萎不语，神识昏迷，肢冷柔软，小便自遗，大便失禁，冷汗如珠。

检查：视形体丰满，肌肉嫩胖，鼻鼾痰鸣，呼吸微弱，颧红如妆。舌萎软暗红，舌苔白滑，脉微欲绝。

分析：此阳浮于上，阴竭于下，阴阳即将离决之证。其神昏，目合口开，肢冷萎软，二便失禁，鼻鼾微弱等均为五脏真阳耗散之危证。

中医诊断：中风脱证。

治则：大补元气，回阳固脱，重镇摄纳。

方药：见上。

二诊：1947 年 4 月 8 日。

经用上药上法，神识略清，额汗基本已平，颧赤稍退，两眼可睁，似能识人，但语言不清；口涎自出，大便 1 次，小便 3 次。纵观病情，已有转机，仍宗原方原法续用。

三诊：1947 年 4 月 10 日。

用药后，神识已清，额汗全止，颧赤已逝，两目神光尚充，已能识人，语言能出，但吐字含混不清，口涎不流，能进稀粥。昨日，大便 1 次，小便 5 次，皆能自遗而不污衣，因能示意他人照拂所致。印象为其元阳虽已复，但虚热夹痰，不易骤清。治宜芳香化浊，辛淡泄湿之剂。

方药：

1. 牛黄清心丸，每次用竹沥、姜汁化服 1 粒，每日 2 次，连服 3 日。

2. 汤方：鲜石菖蒲根、白菊花、川贝母、郁金、栀子仁、知母各 10 克，苦丁茶、海蛤粉、茯神、生石膏末、益元散（布包）各 15 克。3 剂，一日 1 剂。

四诊：1947 年 4 月 14 日。

服上药后，神志、语言如常，二便畅通，知饥思食，脉象弦滑有力，舌红苔白，唯右肢如废，亟应顾及，拟于清热泄湿方中入通经活络之品，更宜兼用刺法。

1. 方药：鲜桑枝、白茅根、忍冬藤各 30 克，白芍、竹茹、薏苡仁各 15 克，杭白菊、地骨皮、鲜石菖蒲根、白蒺藜、木通片各 6 克，干地龙 5 条（焙研细分冲）。水煎服，每日 1 剂。

2. 针灸：先针两手十宣穴，出血。次针患侧：列缺、腕骨、阳溪、阳池、委中、委阳、偏历、曲泽、少海，以及环跳、足三里、委中、委阳、阳陵泉、承山、昆仑、绝骨、解溪。每日上下轮刺。

五诊：1947 年 4 月 22 日。

一周来针药并用，右手指、足趾、腕、踝关节略能蠕动，但不能伸缩，是经络有欲流通之象，仍宗前法。

1. 四诊方去地骨皮，加活血藤 15 克，二日 1 剂。

2. 针刺上穴，间日 1 次。

3. 大活络丹，每晨空腹服 1 粒。

六诊：1947 年 5 月 6 日。

两周来针药断续互用，手指、足趾、腕踝、肘膝关节略能活动，唯坐则向右倾倒，自己不能支持，此气机痹窒未复，筋骨运动欠灵，转瞬夏至阴复，尚病情不另发生变化，自可逐渐向愈，但须节饮食，慎忧思，怡情悦性为宜。

1. 大活络丹，仍日服 1 粒。用嫩桂枝 60 克，鲜竹茹 3 克，白芍 6 克，每日熬水代茶送药。

2. 改为每周针穴位 1 次。

七诊：1947 年 6 月 20 日。

月来病情逐渐好转，下肢日见灵活，已能依附移步，唯肘臂仍不能举，手指握固不牢；前昨两日，觉头部时昏，手脚微麻，诊脉浮弦寸大。是时令阳升正盛，身中木火有欲动之势，亟宜益阴潜阳，平肝镇逆，待夏至节过，病不反复，方保无虞，前用针药丸剂均停。

方药：制首乌、制鳖甲、石决明粉、煅磁石、制龟板、草决明各 15 克，白芍、石斛、黑豆皮、苦丁茶各 10 克。10 剂。

八诊：1947 年 7 月 25 日。

夏至节令已过，病情续有好转，右肢屈伸和举动较前更觉灵活，已能扶杖缓步，肢麻头晕皆平，颇堪庆幸。兹拟益阴和阳之法，取补而不腻，凉而不滞之品，熬膏代煎。

方药：制首乌、川石斛、南沙参、薏苡仁、白茅根、草决明各 120 克，白菊花、白蒺藜、菟丝子、玉竹、黑皮豆、苦丁茶、杭白芍各60克。清水熬取浓汁，滤去渣；加冰糖1000克，先令烊化，后入药汁，收成膏；瓷瓶密封，埋土中7日取出。每次服1匙，每日3次，饭前开水化服。

忌猪油、肥肉等黏腻壅滞、生痰室气食物。暑湿季节，宜食清素甘淡等易于消化食物。

中风偏瘫

（一）中风左半身偏瘫

病发仓卒，左侧上下肢体偏废不随人用，俗名瘫痪，亦有同时发生口眼歪斜，舌謇语涩者。如久延失治，患侧肌肉萎缩，则名偏枯。

精气耗损，营卫不利，气血痹滞，津液不充，血分偏虚。

治当针药并施，通经活络，调气和营，养血荣筋。

针刺：上肢：阳溪、合谷、中渚、阳池、曲池、肩髃、尺泽、列缺。

下肢：环跳、阳陵泉、足三里、风市、绝骨、昆仑、委中、飞扬。

间日针1次，20次为一疗程。

方药与用法：

1. 汤方：当归、炒白芍、黄芪、片姜黄、伸筋草、竹茹各10克，川芎、桂枝各5克，生地、玉竹、海桐皮、寻骨风、活血藤各15克，桑枝30克，生姜3片，大枣3枚。

2. 大活络丹（成药），每次1粒，用桑枝60克，白芍、竹茹各15克熬水送下（亦可代茶），50丸为一疗程。

前人谓："治风先治血，血行风自灭。"故用当归、川芎、生地黄、芍药（四物汤）以和血脉；黄芪、桂枝同白芍、生姜、大枣即黄芪桂枝五物汤，以通阳治血痹；再加补中益气、治风淫湿毒之玉竹；更用治风气拘挛之桑枝；凉血化痰利窍之竹茹；治风寒湿痹之姜黄；通行经络之海桐皮；能治诸风之活血藤；入骨搜风之寻骨风；缓解拘挛之伸筋草等为剂。并用针刺宣通气血，活络舒筋。内外合治，缓缓图功。

病例：董某，女，64岁。

初诊：1968年12月10日。

主诉：中风后遗左侧偏瘫已一年。

现病史：一年前患中风后遗左侧偏瘫，经中西医多方治疗少效。现左侧手足偏废不用，舌斜向左，语言謇涩，口涎常流，患侧肌肉萎缩、肢软乏力。

检查：左手大拇指僵硬不能曲伸，左下肢关节虽能活动，但运动不灵，左足内翻；左臂、左腿不能上抬；脉弦缓滑，苔白中厚。

分析：此风痰阻于左侧肢体经络，久延失治，气血痹阻，精血耗伤，致左偏枯。

中医诊断：中风左侧偏瘫。

治则：宜疏风化痰，通经活络，养血润筋，汤丸针灸并施。

方药与方法：

1. 针穴：见上。

2. 汤方：见上。10剂。

3. 丸方：川芎、桂枝、地龙、防风、伸筋草、全蝎、姜黄、活血藤、秦艽、寻骨风各30克，海桐皮、桑枝、当归、怀牛膝、威灵仙、忍冬藤、黄芪、玉竹、白芍、生熟地各60克。共末蜜丸，每次服9克，每日2次，空腹时温开水送下。

二诊：1969年7月3日。

用以上方药加针灸内外合治至今，症状已好转十分之八。现左手已能曲伸握拳，左臂已能上抬至肩，下肢能扶杖行走。舌稍向左偏，口涎已不再流。脉弦滑，舌淡红，苔薄白。原汤方去竹茹、生姜、大枣，加秦艽、忍冬藤、威灵仙、地龙、全蝎、活血藤、防风各50克。共末蜜丸。服法同上，以冀根除。

（二）中风右半身偏瘫

右半身手足不随人用，神志清楚，唯手足拘挛，并不抽掣。病起仓卒，夜入睡时一切正常，次晨起床时觉右手乏力，随即倒卧在地，且右半身瘫痪，但饮食二便如常。

本病为气分偏虚，贼风乘隙中于身半之右，经络筋骨机窍为之阻滞。

治应益气、祛风、舒筋、活络。宜药物与针灸并施。

方药与用法：

1. 汤方：生黄芪24克，白芍、忍冬藤、夜交藤、薏苡仁、干桑枝各30克，络石藤、桂枝、石菖蒲、天麻、干地龙（焙研极细分冲）、伸筋草、炙甘草各10克，生姜3片，大枣5枚。加水4磅，熬成2磅，分两日6次温服。地龙粉分6次兑入药汁中和服。

2. 另用同左半身偏瘫方。

3. 针穴：均同左半身偏废。

注：贼风乘气分偏虚中于右半身，致上下肢偏废不随人

用。故以治虚劳怯损之黄芪、桂枝、白芍、甘草、生姜、大枣等组成之黄芪建中汤，补正气以祛邪气；再用通经、活络、祛风之夜交藤、忍冬藤、络石藤、地龙、桑枝等以通经络、壮筋骨；更加祛风痹、利关节之石菖蒲；天麻、薏苡仁等益气强阴，而解筋急拘挛。

病例：王某，男，38 岁。

初诊：1953 年 4 月 2 日。

主诉：中风后遗右侧偏废已 4 个月。

现病史：素体壮实，去年 11 月 28 日，晨起觉右半身不遂人用，渐至完全瘫痪。曾经西药及推拿等法治疗数月无功，现右半身偏枯，右手指挛缩不能曲伸，右臂紧贴胸侧，无法伸缩上举。右足内翻，右小腿收缩，足趾不能随意运动。

检查：脉浮缓弦滑，舌暗红，苔白滑，神志清醒。

分析：此气分偏虚，贼风乘隙中于身半之右，挟湿热阻于气分，经络痹滞所致。

中医诊断：中风右半身不遂。

治则：益气、祛风、舒筋、活络；前人治中风偏瘫，多从左右分血气论治而获效，今药宗其法。因病已久，药物效缓，不如针药并施，其效更捷。

方药：

1. 针穴：同左半身偏废。

2. 汤方：见上。

3. 大活络丹，每次服 1 粒，每日 2 次。用法同左半身偏废。

二诊：1953 年 4 月 13 日。

服上方 10 剂，丸药 20 粒，针 5 次，症状有所减轻，手指能屈伸，足能动，腿略能缩，但手、腕、肘、肩关节仍然不遂，舌苔全退，脉仍弦滑。是经络有渐通之象，仍宗前法。

1. 针穴按上法间日轮刺 1 次。

2. 丸方照服。

3. 汤方去天麻，加全蝎 10 克，水煎分 3 次温服，间日 1 剂。

三诊：1953 年 5 月 13 日。

按法针药并用月余，手、足、腕、踝、肘、膝关节已能活动屈伸，如依人扶持勉能移步，但臂不能后反和高举，下肢感觉无力。此余邪未尽，经络欠利，筋骨、气血尚未完全恢复。仍依前法。

1. 针穴每周针 1 次。

2. 丸药每日服 1 粒，用法同左半身偏废。

四诊：1953 年 7 月 15 日。

两月来断续治疗，手能握，臂能举。腿膝虽跛，但已能依杖而行。嘱方药丸剂继续服用，满百日可望基本痊愈。切不可因病已接近愈期，而放弃治疗，致功亏一篑，遗留后患。

原丸剂、汤方照服，能继续进行针刺更佳。

一年后，见患者不仅释杖而行，已能参加劳动。

中风二便不通

中风手足偏废，半身汗出如洗，另半身无汗，眼睑下垂，舌謇语涩，脘腹痞硬作痛，手不可近，身热甚炽，舌苔腻厚灰浮如墙阴之绿苔。二便俱闭，初用导尿管排尿，后竟无尿可排。脉象沉实有力，虽在病中，每饭肉食不少。

本证脘腹痞硬拒按，乃湿热食滞中阻；右半身汗出乃卫气亏虚，胃有伏热；大小便不通，乃气机阻滞所致。

治宜开提上焦，如壶揭盖；消导中焦，宣泄湿热，荡涤宿滞食积结聚；温补肾阳，使膀胱得以气化，脾胃升降有权，则二便自能通畅。

方药：党参 15 克，麻黄、生甘草、熟附片、当归、川厚朴、炒枳实、干姜、嫩桂枝各 10 克，细辛 5 克，锦纹大黄（酒浸、后煎）30 克，玄明粉 30 克（分 3 次冲入药汁中服）。加水 3 磅，熬至 1 磅，将酒浸大黄加入药中，熬 10 分钟，离火；将玄明粉 1/3 放于碗内，再将 1/3 药汁倒入冲化。温服，一日 3 次服完。

党参、甘草补气扶正；当归养血润肠；厚朴、枳实理气；附子、干姜、细辛温肾脾；麻黄开宣上焦气机；桂枝通阳以助气化；大黄、玄明粉荡涤阳明湿热食滞。乃合麻黄附子细辛汤、温脾汤、大黄附子汤为剂。

病例：李某，男，30 岁。

初诊：1961 年 10 月 5 日。

主诉：本年 10 月 1 日因中风急诊住院，右侧肢体偏瘫，舌謇语涩，右半身汗出如洗，左边无汗。次日大便不通，小便点滴，曾用疏风、清热、宣湿、通络之剂未效，小便反闭。初用导尿管排尿尚可，后 3 日竟无尿可排。然尚能纳食，二便不通已 5 日。曾有用八正、承气等法不效，邀往会诊。视脘腹痞硬，尚能纳食，但手不可近，身热甚炽。

检查：脉象沉紧而实，舌暗红，苔灰浊板滞；中脘痞硬拒按。

分析：湿热内蕴，风寒外搏，三焦阻遏。

中医诊断：中风二便不通。

治则：开提上焦，消导中焦，温补肾阳。

方药：见上。1剂，连夜予服。

二诊：1961年10月6日。

上药服完，小溲畅通，大便已解1次，为黑色干硬便。身热颇减，腹硬转软。原方续服1剂。

三诊：1961年10月7日。

服药后，大便数行，小便畅通，身热全退，胀满皆消。视舌苔灰黑腻滑，宛如墙阴绿苔，满布舌面；脉象弦滑。追询日来饮食之物，述发病五日来，已食肉四斤。此为中焦原有湿热积滞，病后亦不知禁忌滋腻，导致气机阻滞，二便俱闭。现腑气虽通，湿热秽浊之邪尚未净，宜芳香化浊，泄热利湿，消滞通窍为法。

方药：藿香梗、厚朴、法半夏、白茯苓、陈皮、石菖蒲、神曲、炒枳实、炒麦芽、远志肉各10克，山楂炭15克。水煎，一日1剂，分3次服。

四诊：1961年10月29日。

上方续服20余剂，舌苔逐渐退净，汗出亦止，手足略能活动，舌謇语涩减轻。原方加桑枝30克，海桐皮15克。

五诊：1961年11月11日。

又服上方10余剂，手能握，腿能站，足能步，但须扶持，饮食、二便尚可。唯眼睑下垂，久未恢复。原方照服10剂。另，眼睑下垂外治方：白矾10克溶解于开水中，常以消毒棉球蘸水擦眼睑，一日数次。

六诊：1961年11月18日。

洗眼1周，眼睑渐渐上缩，现已恢复正常。唯觉项强不舒，此太阳经邪未解。

方药：益元散、葛根、竹茹各15克，石菖蒲、白茯苓、瓜蒌皮、桂枝、远志肉、法半夏、炒枳实各10克，桑枝30克。

七诊：1961年11月25日。

服上方6剂，项强柔和，唯觉前额头皮绷急。脉象浮滑，舌苔正常。此足太阳经邪未尽，因足太阳经脉起目内眦，上额至巅下项，故所行之处均不适。依前方去法半夏、益元散，加蔓荆子、白芷各10克。

八诊：1962年2月24日。

前后服药近4个多月，不须扶持，手能握，臂能举，足能步，但觉下肢乏力。

方药：玉竹、桂枝、石菖蒲、夜交藤、当归、白芍、海桐皮、远志肉各10克，防风、秦艽、甘草各6克，桑枝25克。

两年后，患者家人来云：服上药1个月，完全恢复正常而停药，至今健康无恙。

口僻（口眼㖞斜）

口眼向一侧㖞斜，俗名歪嘴风。患者大都是入睡尚无恙，次晨忽觉漱口水自患侧口角流出，患侧口舌失灵，咀嚼食物常残留于患侧。

本病乃虚邪贼风，中于阳明之络。由于患侧神经麻痹，肌肉松弛，故口眼唇舌向健侧㖞斜。

治法：主以针灸，佐以药物。治疗愈早，疗效愈高；治疗愈迟，疗效愈差；不治则成痼疾。

针灸穴位：地仓、巨髎、颧髎、颊车、听会、攒竹、迎香，均针患侧，留针 15 分钟；再加灸地仓 3 壮，每日 1 次，10 次为度。

方药：明天麻、白芷、白术、乌药、紫苏、木瓜、青皮、炙甘草各 10 克，党参 15 克，沉香 1.5 克（无此药可代以木香 10 克），生姜 3 片。水煎，分 3 次温服，一日 1 剂，10 剂为一疗程。

病例：李某，女，21 岁。

初诊：1975 年 3 月 16 日。

主诉：口眼向左㖞斜已 1 个月。

现病史：1 个月前，倚窗看书，风邪乘袭，当天即口眼向左㖞斜，经校医针灸 1 个月，略有好转，但仍未痊，故来求治。

检查：口眼向左侧歪斜，右眼不能闭合，右鼻唇沟变浅。脉浮弦滑，舌淡红，苔薄白。

分析：正气不足，风邪乘袭于阳明经之络。故患侧神经麻痹，肌肉松弛，口眼歪向健侧。

诊断：口僻。

治则：补正气，散风邪，理气机，通络脉。

方药：见上。

二诊：1975 年 4 月 1 日。

服上方半月，口眼㖞斜已基本痊愈。脉缓，舌正常，仍宗用上方服 1 周。

续服上方 2 周后，口眼㖞斜完全治愈。

肿瘤医案

肿瘤是一种常见病，易长难消，而又与一般疮疡不同，但有良性恶性之分。尤其是恶性肿瘤，对人体危害性大，治疗困难。中医学对肿瘤早有一定的认识，在《灵枢》中有疡瘤、昔瘤、挟瘿、马刀、石疽之名。《医宗金鉴》有乳岩等名称记载。但对肿瘤病因的认识以及诊断治疗等方面，中西医各有不同理论体系。纵观今日中西医药对本病的治疗效果，都有一定的成绩，各有所长，各有所短，有待中西医结合共同研究，不断提高对本病的诊断和治疗水平。

曾选择软坚、散结、败毒、消肿、破癥瘕、消肿核，以及润燥生津、滋阴增液、调气活血之类的药物数十种，按照辨证施治的原则，试用于近百例多种肿瘤，视病灶所在与病性轻重，组成方剂，进行治疗，取得了一些疗效。除部分病已垂危，以及仅诊一次，再未复诊者外，多数在连续服药后，取得了一定的短期疗效；也有初步症状改善或消失，但未继续治疗，在半年或一年以上病又复发的。只有坚持用药的二十余例肿瘤患者，取得了较好的疗效，追踪观察，最短为年半，最长为七年半（其中有一例存活十年才复发）。大都症状完全消失，而且身体恢复健康，照常工作。

噎 膈

病案一：陈某，男，43岁。

初诊：1966年10月5日初诊。

主诉：吞咽梗塞感已3个月。

现病史：今年7月初，自觉咽中终日有异物梗塞，卧则更甚，但饮食尚能下咽。因无大碍，未予治疗，然病情逐渐加重，入住汉口铁路中心医院（住院号：52389）。入院后，经过3次钡餐透视拍片等检查，诊断为“食道癌”，病灶在食道下段1/3处，每次检查，均发现有所发展，现在病灶已宽约0.8厘米，长约9厘米。特邀往会诊。患者自觉咽中有异物梗塞，饮食难下，仅能进少量半流汁，且须缓缓咽下，否则食入即吐。大便干结如羊屎。形体逐渐消瘦，体重明显减轻。

检查：脉象弦数，两寸俱芤。舌红，苔少而干。精神颓靡，形容瘦削，面色苍白。

分析：食道下连胃之上口贲门，胃为足阳明经之府，喜润恶燥。本病乃燥化太过，津液被灼，气血耗烁，所以上则咽中梗塞，下则粪如羊矢，肌肉瘦削；甚则使气血痰饮燥结成肿块，堵塞食管，致饮食不能吞咽而吐出。

中医诊断：噎膈。

治法：宜于生津润燥、滋阴益胃方中佐以软坚散结、消肿败毒之品。

方药：

1.汤方：南沙参、明玉竹各15克，杭寸冬、旋覆花（布包）各10克，怀山药25克，白茅根60克，白花蛇舌草、蜂蜜各120克。上药加水5磅，慢火熬至1.5磅，去渣，后加蜂蜜于药汁中熬和，每日1剂，分4次服。

2. 单方：①白鹅血热服。一人将白鹅两翅及两腿紧握，另一人将鹅颈宰断后即令患者口含鹅颈，饮其热血，五七日一次。如无白鹅，白鸭亦可，功用相同（临床经验证明，虽感饮食吞咽作吐的患者，饮白鹅热血多不作吐）。②另将白鹅（或白鸭）尾部毛拔下烧成炭，研极细末，分3次，调米汤或稀饭服完。鹅（鸭）肉可煨汤食。

忌各种鸡肉，鹁鸽肉，猪头、猪蹄、牛、羊、狗肉，鲤鱼，黄颡鱼，鲇鱼，虾，蟹及辣椒、芫荽、葱、蒜、韭、薤、姜、花椒、胡椒等调料，忌一切发疮动火之物，特别是酒类，更应禁绝房事。

二诊：1966年11月10日。

服上方30剂，白鹅血2次，白鸭血3次，咽中梗塞感已减大半，食欲增进，大便正常，精神色脉好转。前日经铁路中心医院钡餐透视复查，病灶完全消失；昨日又经武汉医学院第二附属医院钡餐透视检查证实，病灶消失。唯咽中尚有不适感，照原方加竹茹15克，嘱续服1个月，继续观察。

三诊：1966年12月28日。

再服上方30剂，于本月20日又经汉口铁路中心医院放射科检查（X线号：723978），报告："食道上中段正常，下段见扩张良好，但有时有一定性缩窄，照片见下段黏膜仍清晰，胃呈瀑布状，本身无器质性病变，十二指肠未见异常，贲门部现无肿瘤存在，同意前次报告。"

诊见脉象弦缓，按之反涩，咽中仍觉不适，但嗳饱则宽，睡眠欠佳，纳食不旺，多食则气胀不舒，此属气津回复，肿瘤虽消，而中焦气滞。前方暂停，拟和胃降逆，利气消胀法。

方药：醋炒柴胡、制香附、半夏、炙甘草各6克，姜制竹茹、旋覆花（布包）、陈皮、厚朴花、白茯苓、全紫苏、炒二芽各10克，代赭石末15克。3剂。

四诊：1967年1月18日。

纳食正常，睡眠亦佳，大便时干，喉中作燥，但不咳嗽，胸腹不胀，舌色无异，脉弦缓和。治宜甘平苦辛轻剂，益胃润肺以善后。

方药：当归、甘草、寸冬、甜杏仁、竹茹、陈皮各10克，玉竹15克，南沙参、怀山药、白茅根各25克。10剂。

患者经治三月余，病已痊愈。随后走访，七年以来，体质健康如昔，劳动能负重，患者曾传抄此药方和单方给其他癌症患者，照法服用，亦有疗效。

病案二：何某，女，51岁。

初诊：1970年2月20日。

主诉：进行性吞咽困难八月余。

现病史：从去年7月份起，不能食干饭，只能吃稀饭，逐渐加剧，继之吃饭也感吞咽困难。于1969年11月中旬在武汉医学院附属第二医院做食道钡餐透视拍片等检查，诊断为早期食道中下段癌，建议手术。患者因不愿动手术，访得治陈某的原方与单方，服药20余剂，病情有所好转。由于有头热、嗌干、大便结、吞咽不利、形渐瘦削，特来就诊。

检查：精神衰惫，形体消瘦，脉弦数寸芤，舌红苔少。1969年11月13日在武汉医学院附属第二医院食道钡透拍片，报告："食道中下段后壁不光滑，但饮钡通过顺利，扩张尚可，以上改变，早期癌肿不能排除。"

分析：此为肺胃伏热化燥，火灼阴伤，津液被劫而现上症。

中医诊断：噎膈。

治则：拟于滋阴增液方中加软坚、散结、败毒、消癌之品。

方药：

1. 汤方：南沙参、生地、明玉竹、杭寸冬、海藻、玄参各15克，怀山药25克，蒲公英、地丁各30克，旋覆花（布包）10克，白茅根60克，白花蛇舌草120克。以水7磅，熬至1.5磅，去渣，再加蜂蜜120克熬和，分两日6次服完。30剂。

2. 单方：白鹅血（用法、服法及禁忌，见陈某病例）。

二诊：1970年5月3日。

昨日再次经武汉医学院附属第二医院钡透拍片复查对照，意见："食道中下段后壁压迹边缘光滑，钡剂通过顺畅，扩张良好，上述改变，考虑为降主动脉压迹所致。"

现在症状，仍有烦热咽干，口味作苦，喜饮凉食冷，窃按口苦为胆热之证，乃木火内燔所致，原方改旋覆花为15克，加黄芩10克，10剂，服法同前。

附记：何某治愈后3年间，常有从何某家乡来的其他患者说，见何某的哽噎病治好了，特来就诊。因此可询知何的身体已经康复。

病案三：郭某，男，50岁。

初诊：1928年4月12日。

主诉：吞咽困难渐重3个月。

现病史：今年元月发生咽喉不利，吞咽困难，胸中隐痛，时吐白沫。渐至食入即吐，每日只能以米汤或藕粉慢慢吞咽，否则哽噎不下。大便数日一次，粪如羊矢。

检查：形体干瘦，舌苔白滑质红，后半无苔，诊脉微细短涩。

分析：此为中阳不运，痰饮中阻，津液衰竭。

中医诊断：噎膈。

治法：健中阳，涤痰饮，补正气，增津液，降逆气。

方药：

1. 汤方：炙党参、北条参、杭寸冬、白茯苓、焦白术、半夏、陈皮、炙甘草各 15 克，西砂仁、木香各 6 克。加水浓煎，分 3 次温服。5 剂。

2. 单方：干柿饼，每次 1 枚在饭锅上蒸透，同干饭细嚼，慢慢吞咽，不可饮水。每日 3 次，如每次能多食 2 ～ 3 枚柿饼则更好。

二诊：1928 年 4 月 15 日。

服药及单方后，只吐两次，大便每日能通，食欲增强，不再频吐白沫，俱属佳象。宜宗原方，继续多服，外加单方一味，每日一次。

单方：燕菜（俗名燕窝）每次 10 克，凉水浸透，拣去细毛，加冰糖与水，炖食。

三诊：1928 年 5 月 16 日。

月来连续服药与两种单方，已经纳食不吐，大便正常，皮肤润泽，精神舒畅，不显重病容。将原方减去木香、砂仁、陈皮、半夏各 3 克，加南沙参、怀山药各 15 克。两日服 1 剂，柿饼继续照服。

本病经两个月的治疗，临床症状消失。初诊臆断本病为中阳不足，运化失常，致痰饮滞阻，津液不充，故用温中扶阳、和胃健脾、化痰行气之香砂六君子汤加味。方中重用性味甘苦微寒、滋阴生津之麦冬；加甘平和甘淡微寒、补中益气、养胃生津之党参、北条参；以木香、砂仁、橘皮、半夏之辛燥，温中行气、化痰燥湿；更加用专治“反胃病”经验方一味“柿饼”，同干饭日日食之，方取得临时疗效。患者活至1937年，病又发作，再经治疗无效而亡。

按：噎膈，由食道狭窄和干涩造成吞咽梗阻，甚则食不能下咽，食入即吐。张老认为：此病多由五志过激，化火生燥，或过食肥甘、辛辣等物，酿湿成痰，生火化燥，损伤脾胃津血阳气，使气血痰食燥结成块，阻塞食道而成。脾胃阳气津液受损，受纳运化润养失职，导致气机郁阻，痰食水饮不化，故食不下、吞咽梗阻、食入即吐、呕吐痰涎白沫；气血痰食燥结成块，阻塞食道，更加重吞咽梗阻、食物不能下咽入胃、食入即吐等症。治之之法，当以生津润燥、滋阴益胃，佐以软坚散结化痰、清热败毒消肿之品。其方药多用沙参、麦冬、玉竹、山药生津润燥、滋阴益胃；用旋覆花、昆布、海藻、半夏软坚散结化痰；用蒲公英、地丁、生地、玄参、白茅根、白花蛇舌草等清热消瘀、败毒消肿。若兼中阳大伤，寒饮内停，则应用香砂六君子汤加减为剂，但仍须重用养胃阴、增津液之品。治本病用的单方白鹅血、白鹅毛味甘性平微毒，均有治噎膈反胃、解毒之功。鹅肉甘平无毒，有益气补虚、和胃止渴、暖胃生津之用。鸭与鹅同类，功用相同，故可代用之。用干柿饼同干饭食之治反胃，《本草纲目》上就有记载。燕窝甘平无毒，亦有养阴润燥、益气补中、治噎膈反胃的功效。

胃　癌

病案一：邵某，女，46岁。

初诊：1968年8月12日初诊。胃癌术后20余天。

现病史：胃病十多年，经常食欲不振，精神疲乏，食后脘中胀闷，嗳气，甚则呕逆，自觉胃中有块，逐渐增大，于1968年7月19日，先胃脘作痛呕血，后则剧痛难忍，经当地医院按急腹症治疗无效，当天转汉口某医院治疗。经内外科会诊，疑为胃穿孔或肠梗阻，进行剖腹探查，发现胃小弯窦部癌肿穿孔，已有小网膜粘连覆盖，大网膜（近横结肠肝侧）肿块质硬，为肿瘤转移病变，胃后部与胰腺粘连成硬块状一片，无法切除。患者为胃癌晚期转移，病情危重。术后患者胃脘仍阵发性剧痛，日夜时常发作，惟用各种镇痛剂以图缓解，勉强住院20余日，认为无法治疗而出院。于同年8月12日特来就诊。

自述肿瘤处常阵发性剧痛，终日不绝，痛发如刀绞剜割，难过欲死。后事已备，不求将病治愈，只求减轻痛苦，能安静度活数日而已。

检查：视其面色呈重病容，痛发则呻吟不绝，脉缓而濡，舌苔白润，神倦纳差，创口上起剑突，下至小腹，脘中肿块明显高突，约大如儿头，手不可近。

分析：本病剖腹探查诊断为胃癌穿孔，并已转移，与邻近脏器相粘连，实为不治之症。中医认为，多由饮食不节，损伤脾胃；加之忧思过度，肝郁脾虚；气机郁结，运化失常，久郁化火，致气血痰湿毒燥结成肿瘤，继而化癌，浸成本证。

中医诊断：反胃。

治则：健脾益胃，滋阴清热，降逆和胃，软坚散结，解毒消肿，消瘀破血。

方药：

1. 赭石粉、海藻、昆布、制鳖甲各15克，旋覆花（布包）、煨三棱、莪术、赤芍各10克，白茅根30克，夏枯草60克，白花蛇舌草120克。加水6磅，熬至2磅，滤去渣，再加蜂蜜60克入药汁中，熬和，分2日或3日10次服完，连续服一月再议。

2. 单方：白鹅血。用法、服法见噎膈病案。禁忌：见前噎膈病条下。

二诊：1968年9月11日。

自服中药及饮白鹅血后，至今近一月，痛减大半，肿块亦平，饮食增加，精神转好，能扶杖行走，唯口味变酸，原方加盐水炒陈皮10克，续服一月，白鹅血照法续服。

三诊：1968年11月8日。

初诊至今近三月，共服中药25剂，饮白鹅血9次，腹痛早除，饮食二便正常，精神体力渐复。今日步行5里亦不觉累。脘中肿块全消，腹部平坦柔软，重按不觉有块，亦不作痛。再以原方加南沙参15克，按照前法，续服10剂，以冀巩固疗效，还希注意禁忌，继续观察百日后来复查。

四诊：1969年1月4日。

近来右侧季肋时作刺痛，疑为癌肿转移，病又复发，为之腹诊，脘腹柔软与三诊无异，痛处正当章门穴处，按之无包块，重按反不痛，不热，不肿，不红，诊脉弦缓，舌苔白厚，舌质正常，臆断为络脉空虚，气机不畅，不是癌肿转移复发。拟通络补虚法。

方药：鹿角霜、制鳖甲各15克，当归须、柏子仁、炒白芍、炙甘草、旋覆花（布包）、桃仁、紫降香、九香虫（焙焦研细分冲）各10克，桂枝尖5克，生姜3片，大枣3枚，葱叶9支。水煎，每剂分3次服，一日1剂。

附记：本病患者，经此次诊治后，于1969年8月3日、1970年4月15日、1972年8月21日，因食欲不佳，或小腹作痛，或脘腹胀满前来诊查，身体健康如常。于1973年10月曾写信随访，12月2日回信谓："我的病是通过剖腹探查，经过切片化验确定是胃癌。通过张医生治疗，愈后于1970年10月份在武汉医学院附属第二医院检查一次，没有发现什么问题。……直到现在自觉也没发现什么问题。"

病案二：魏某，男，58岁。河南省郑州市第三人民医院肿瘤研究组应用上述方药对其胃癌治疗获效。

主诉：患胃病30年。

现病史：30年前即发生胃痛，反复发作。1972年5月感觉上腹部不适，隐痛，食量逐渐减少，饭后上腹部饱胀，晚间突然发生呕吐，吐出物为食物及酸水，严重时带血丝，某铁路医院疑为胃幽门梗阻。于1973年10月21日，因上腹部疼痛呕吐加重，急诊入河南省人民医院，外科诊断为：①幽门梗阻；②幽门窦部癌。

治疗经过：

一、入院检查：一般情况良好，心肺（－），两锁骨上淋巴结（－），无明显恶液质，腹部平软，未见肠型，剑突下有压痛，未触及肿块，上腹部有震水音，肝脾未触及，于1973年10月22日行上消化道钡餐检查，报告为胃窦部大弯侧充盈缺损，边缘不整齐，确诊为胃幽门窦部癌。于1973年10月25日行剖腹探查术，术中见肿瘤如拳头大，位于幽门窦区，肿瘤已侵犯十二指肠、胰头及肠系膜根部，肠系膜根部有增大之淋巴结，术中经主任医师、主治医师多人会诊，肿瘤已不能切除，故仅施行胃改道手术，行胃空肠结肠后吻合术。于 1973 年 11 月 10 日出院。1974 年初觉胃中渐有不适，于 3 月 5 日行抗癌治疗。①先用 5-氟尿嘧啶 250 毫克 ×80 支；②后加用噻替哌 10 毫克 ×30 支。用上药后病仍逐渐恶化。

二、1974 年 4 月 8 日到新乡铁路医院就诊，就诊时，腹痛，腹胀，进食后呕吐。体质明显消瘦，左锁骨上可触及增大之淋巴结，上腹部可触及较大之肿块（大小未记载），质坚硬，表面不光滑。诊断为：胃癌手术后广泛转移，已属晚期，无法治疗。给予止痛剂及支持疗法返家，家属失望，将患者只好接送回家。但病情继续恶化，腹痛急剧，进水后立即呕吐，体质消瘦更加明显，卧床不起，全身浮肿。

三、于 1974 年 8 月 5 日开始按湖北中医学院张梦侬老师 1974 年在广州《新中医》杂志第三期报道的"胃癌治验一例"的治疗方案进行治疗。1974 年 9 月 16 日复查，腹痛明显减轻，食欲好转，不呕吐，全身浮肿减轻，上腹部肿块明显缩小变软，压痛已减轻，左锁骨上淋巴结未能触及。按上药每日 1 剂，饮白鹅血 5 日 1 次，计划坚持 5 个月的治疗。

四、目前情况：于 1974 年 12 月 6 日至郑州市第三人民医院就诊。患者自述，除头昏外，无任何痛苦感，每日能进食一斤多，每天早晨能打太极拳，上街买菜，协助家务劳动。体重由 103 斤增至 148 斤。检查：患者一般情况好，全身浅淋巴结均未能触及。腹部伤口愈合良好，稍胀，肝脾未触及，右上腹未触及肿块。于 1974 年 12 月 9 日行上消化道钡餐检查，结果如下：胃肠吻合术后，胃内无残食，吻合口通过顺利，胃体蠕动尚好，胃窦部钡剂未充填，十二指肠及幽门无法观察肿瘤情况。

预约行胃镜检查，进一步观察肿瘤消失情况。

肺肿瘤

病案一：彭某，男，46 岁。

初诊：1969 年 4 月 17 日。

主诉：肺肿瘤发现已半月。

现病史：1969 年元月初因感冒咳嗽，至 2 月中旬发生寒热，入夜咳甚，时作干呛，延至下旬，则咳泡沫痰，中带血丝，作恶臭气。继则咳吐鲜血，并发高热，经当地医院治疗，症状有所减轻，但痰血交混，每夜吐鲜血七八口，3 月 25 日拍片检查，怀疑肺癌。于 3 月 31 日转汉口铁路中心医院，经胸透拍片，诊断为：①左上肺气肿；②左下肺不张；③肺肿瘤。住院（住院号：61382）治疗半月，疗效不显，每日潮烧、咳嗽、咯腥臭脓血浊痰，伴形瘦神疲、胸闷气弱、纳少乏力，因来就诊。

检查：患者呈重病容，形体干瘦，精神萎靡，声低气弱；舌红苔黄腻，脉弦细而数。3 月 31 日胸透拍片（X 线号：30349）示：左肺中部呈横椭圆形暗影，上界不清晰，近肺门处稍浓密，结合信阳照片，为左上肺气肿，左下肺不张，疑为肺肿瘤引起之阻塞。

分析：热郁上焦，化燥伤阴，损伤肺络，肺失宣降，故潮热、咳吐臭脓血痰；燥热与气血痰毒搏结成块而化为肿瘤；消灼气血，故形瘦神疲，胸闷气弱，纳少乏力。

中医诊断：①咯血；②肺积。

治则：当以滋阴润燥、清肺化痰、败毒凉血、散结软坚为主，佐以抗癌之品。

方药：南沙参、薏苡仁、昆布、海藻各15克，天门冬、川贝母（研细分冲）、杏仁、旋覆花（布包）、紫菀、百部各10克，蒲公英、地丁各25克，白茅根30克，白花蛇舌草、蜂蜜（后加）各60克。

用法：加水5磅，熬至1.5磅，去渣，然后加蜜入药汁中熬和，一日4次服完。

二诊：1969年5月14日。

服上方26剂，于4月18日胸透复查，结论：左肺中部影较3月25日显著增大，此影之下界粗糙，上界不清，左四肋前端处之肺内有新出现结节影。印象："肺癌"。患者述初服药5剂后，身热全退，脓血腥臭浊痰亦清，精神好转，饮食增加。5月3日请胸外科医生会诊，看了4月18日胸部平片后认为，肺癌不能排除；又经武汉医学院附属第二医院内科会诊，诊断为肺癌。5月13日，再经正侧位拍片对照，病灶明显缩小。现自觉小腹作胀，时欲大便，而每日仅解一次，余则虚坐努责，两眼发昏，鼻燥口干，不欲饮水，每日正午肢体震颤，苔白不润，舌质鲜红，脉仍弦数。印象为燥邪伤阴过甚，元气津液大虚。原方加百合25克。

三诊：1969年6月13日。

以前所有症状，基本消失，因连续服二诊方20余剂，于5月17日、5月20日、5月22日、6月9日，多次正位、斜位、侧位拍片，左肺中部暗影明显缩小，原来空洞已形成网状组织。认为病已向愈，院方嘱于6月底出院。自觉容易感冒，有时干咳牵引胸痛，头晕心慌，右胁时痛，两下肢轻度浮肿，脉缓细濡。乃邪退正虚，气液未复，拟益气增液、养阴润肺之法，调理善后。

方药：南沙参、白茅根、薏苡仁各15克，橘络、白芍、柏子仁、杭寸冬、款冬花、粉甘草、桔梗、杏仁、川贝母（研细分冲）各10克。

用法：加水3磅，熬成1磅，一日1剂，分3次饭前温服。休息一日，再按法续服，至完全恢复健康为止。

附记：同年12月湖北医学院附属第二医院肿瘤科，曾组织一个研究小组，至信阳亲见彭某本人，知其早已上班工作，身体健康。并至汉口铁路中心医院查阅全部病历及照片，认为肺癌治愈。近期疗效非常满意。后随访4年，彭某之身体健康无异。

病案二：李某，女，44岁。

初诊：1966年6月30日。

主诉：肺肿瘤发现已4个月。

现病史：患者于当年1月食欲减退，食后则胸脘胀闷不舒，间有咳嗽，延至2月中旬，咳嗽痰中带血，胸中隐痛，经本县人民医院胸透拍片检查，疑为肺癌。复经武汉市某医院拍片检查，发现两肺有多个散在性圆形结节，诊断为肺癌。经用多种抗癌药物治疗，效均不显，自觉喉中不利，经常呛咳痰血，甚则咳吐鲜血，饮食较差，身体日瘦，头晕目眩，肢倦乏力，因来就诊。

检查：视形体消瘦，精神疲乏，舌苔白薄，舌质紫暗，脉弦缓弱。

分析：燥热犯肺，伤津耗气，肺失宣降，络脉受损，故咽喉不利，呛咳痰血；燥热与痰气血毒搏结，形成肿瘤，耗劫正气，故纳差日瘦，眩晕乏力。

中医诊断：①肺积；②咯血。

治则：润燥生津，养阴保肺，化痰止血，散结软坚，败毒抗癌。

方药：南沙参、薏苡仁、海藻、昆布各15克，杏仁、炙紫菀、旋覆花（布包）、天门冬、百部根、川贝母各10克，蒲公英、地丁各25克，白茅根30克，白花蛇舌草60克。

用法：加水5磅，熬至1.5磅，去渣，另加蜂蜜60克入药汁内熬和，分两日10次温服。服后如无不良反应，可续服30剂再议。

二诊：1969年11月21日。

初连续服药30余剂，血止咳平，能食神旺，因之用原方照法断续服药至今。本月曾经县人民医院及武汉医学院附属第二医院拍片对照，前见肺部散在性结节，现在只余瘢痕阴影，认为病已基本转好，嘱继续服中药。现除自觉胸中时有刺痛外，无其他不适。此系余邪未清，气机欠畅，以原方加桔梗、炒枳壳各10克，续服数剂再议。

三诊：1970年4月8日。

其爱人张某来云：患者服上方十余剂后，精神体力似与常人无异，有时参加生产劳动，已停药。近又觉胸中不舒，时发痛胀，呛咳不利，似病有复发之势。因将最后处方，减去海藻、昆布二味，加甘草10克，嘱照法3日服药1剂，续服1～2月，须注意休息，可轻微活动，待体力和精神饮食完全恢复正常以后，再参加体力劳动。

附记：每年走访几次，三四年来，患者身体完全正常，能参加各种轻微劳动。

肝脏肿块

胡某，男，23岁。

初诊：1968年5月22日。

主诉：肝脏肿块发现已3个月。

现病史：3个月前，患者自觉右上腹部经常疼痛。初作肝炎治疗无效，渐至右肋下缘高起，日益增大，按之坚硬作痛，饮食减少，形体显著消瘦。经汉口某医院检查，诊为“肝癌”，未收住院，因来就诊。

检查：脉象弦长有力，舌质紫暗，右肋下连中脘高突如盘，按之凹凸不平，坚硬如石，重按则痛。

分析：根据西医诊断，及脉舌形质症状，为肝脏血瘀气滞，痰湿瘤毒结聚成块。

中医诊断：积气。

治则：开郁、行气、活血、消瘀、软坚、散结，佐以抗癌之中草药。轻药重投。

方药：海藻、败酱草、旋覆花（布包）、昆布、制鳖甲各15克，地丁、公英、绵茵陈各30克，煨三棱、煨莪术、炒槐角、赤芍各10克，白花蛇舌草、夏枯草各120克，蜂蜜60克。

用法：以水8磅，熬至2磅，滤去渣，后加蜜熬和，分两日6次服。

二诊：1968年6月26日。

按法服初诊方1个月，肝硬转软，肝大较前缩小，按之凹凸较前平坦，精神气色转好，饮食增加，脉弦转缓，舌质紫暗减退，是病已有显著好转，照原方加天葵子15克，嘱按法续服1个月，以观后效。

附记：同年10月，介绍胡来就诊之唐某来言：患者经两次治疗，续服药二月余，病已痊愈。经本县医院复查，肝肿全消，按之柔软，中无抵抗感，精神体力一切正常，早已上班工作。以后随访，病未再发。

体会：本例疑为肝癌，其症肝脏结块疼痛，目黄尿赤，舌质紫暗，故重用软坚消瘀之品，或谓此方仅鳖甲有滋阴，蜂蜜有补中，夏枯草有养肝血之作用，余皆清热败毒、散结软坚之品，尤以赤芍、三棱、莪术破血破气，宁不畏其损正？可否加入补养之品，攻补并行。吾意不然，前人虽有养正疾自除之法，但只能用于年老体弱、正虚邪弱之慢性久病；攻补并行之法，只宜用于正虚邪盛之人。本病例系未婚青年，病虽重而体不虚，故用此祛邪以安正之方。

龈　瘤

丁某，女，26岁。

初诊：1969年12月22日。

主诉：龈瘤发现已半月。

现病史：患者于1969年12月初，在进餐时觉咀嚼欠利，肢体有劳累困倦感，发现右上颌牙龈后上方有一硬结，像半截橄榄样。先到武汉市第三医院，继到武汉协和医院、湖北医学院附属第一医院、湖北医学院附属第二医院、口腔医院与湖北中医学院附属医院等处检查，均认为“龈癌”的可能性较大，因肿瘤坚硬异常，根部不规则，周界不清，特别是生长迅速，初起像橄榄形沿右颊咀嚼肌前缘向腮伸展，不到一周，形似小茄，旬日以外，已大如卵（2厘米×3厘米

×4 厘米），纵属良性龈瘤，现已趋向恶化，一致建议立即手术切除，后作组织切片病理检查，以免继续发展，前途不堪设想。患者非常悲观，深知病势严重，必须积极治疗，但考虑术前须拔牙，术后成畸形，不仅手术痛苦，且能存活多久，难以预料。于是决定不作手术，坚持用中药治疗，因来就诊。

检查：患者呈重病容，形体干瘦，舌红苔少，脉虚。

分析：素体阴虚，燥热痰毒与气血搏结于阳明胃经之络。

中医诊断：龈瘤。

治则：清热滋阴、解毒消肿、化痰行气、活血破瘀、软坚散结。

方药：金银花、紫花地丁、蒲公英、白茅根、夏枯草各 30 克，天葵子、炒枳实、三棱、旋覆花（布包）、莪术、炒橘核各 10 克，昆布、海藻各 15 克，白花蛇舌草 60 克。加水 6 磅，熬至 2 磅，去渣，加蜜 60 克熬和，一日服完。

二诊：1969 年 12 月 29 日。

服药后无不良反应，按原方加白茅根、夏枯草各至 60 克，白花蛇舌草至 120 克，更加土贝母、京赤芍各 10 克。

用法：同前，改为两日 1 剂，以 30 剂为一疗程，继续照服，每剂加水 8 磅。注意观察变化。

三诊：1970 年 1 月 6 日。

觉肿瘤发展缓慢，以二诊方再加牡蛎粉 30 克继续照服。

四诊：1970 年 2 月 29 日。

肿瘤已停止发展，嘱续服三诊方。注意观察变化。至同年 4 月，肿瘤已显著缩小。至当年国庆节后，服药达 4 个疗程，肿瘤已消减大半，因届毕业分配离开武汉，要求改拟丸方，以便常服。

方药：炒橘核、海藻、昆布、三棱、莪术、炒枳实、法半夏、牡蛎粉、鹿角霜、白芥子、天葵子、浙贝母、制香附、郁金、木香、山慈菇、白蚤休各 60 克，夏枯草 250 克，白花蛇舌草 720 克。

制法：共炒极研细末，炼蜜为丸，梧桐子大。

服法：每次 50 丸，每日两次，饭前半小时温开水送服。汤剂方改为每月 6 剂，1 剂两日分 6 次服完，休息 3 日。

1971 年 12 月来信道：一年多来，服丸药两料，汤药每月按法照服，肿瘤消减只剩豆大，精神、饮食均正常，早已上班工作。复信嘱续制丸剂配合汤剂，服至肿瘤全消为止。

1972 年 12 月来信云：遵嘱续服丸药一料，汤药近 20 剂，至当年 4 月，肿瘤完全消失，体质较前发胖，健壮，并自 1970 年工作至今，一切正常。

体会：本病肿块发生较快，因患者不愿手术，未能确诊，但龈癌之可能性仍存，故用治癌比较有效之白花蛇舌草为主；佐以清热滋阴解毒之金银花、白茅根、蒲公英、紫花地丁和蜂蜜；化痰行气，活血消瘀，软坚散结之旋覆花、夏枯草、海藻、昆布、橘核、天葵子；破血破气之三棱、莪术等为剂。二诊时按初诊方加大其剂量，再加破恶血之赤芍药与散结气之土贝母。三诊处二诊方加一味滋阴软坚之牡蛎粉。因病情由控制发展转为稳定而趋于减退，故在四诊时加用丸剂，除仍用汤剂中大部分药物外，另外有除痰破结之半夏、枳实、白芥子；开郁散气之香附、木香；既能破血又能止血之郁金、鹿角霜；消肿解毒，散结利水之蚤休；能消疮痈结核，善治牙龈肿痛之山慈菇等共末蜜丸常服。仍用汤剂（三诊方）断续服用。坚持此法 2 年 4 个月不断服药，最后得到痊愈。

蝶鞍瘤

谢某，男，38岁。

初诊：1969年7月11日。

主诉：头痛6年。

现病史：1963年春，出现头痛，发作无时。当年5月，转为左偏头痛，经宜昌地区人民医院检查，疑为垂体肿瘤。后转武汉医学院附属第二医院拍片检查，亦疑为蝶鞍瘤。均未作治疗，也未收住院，因来就诊。自觉痛从脑后左侧相当于风池穴处起，循脑空穴上行前至于左颞颥部。状如针刺，抽掣，常痛不休，午后更剧。左眼时有热气蒸腾感。

检查：脉象弦滑而数，苔白厚腻，质嫩色红。

分析：根据脉舌证候与疼痛部位，乃肝阳挟痰饮上犯。然无论患何种肿瘤，当先治其头痛。

中医诊断：头风。

治法：滋阴潜阳，柔肝熄风，涤饮化痰，消肿散结。

方药：制首乌、白芍、女贞子、磁石粉、泽泻、龙骨、牡蛎粉各15克，杭菊花、白蒺藜、石斛、黑豆皮、青葙子各10克，珍珠母粉、制龟板各30克。5剂。

用法：加水5磅熬至1.5磅，一日分4次温服。

二诊：1969年7月17日。

服药后，头痛显著减轻；因未忌发物，食虾后头痛加重，初诊方去黑豆皮，加海藻、昆布各15克，蒲公英、地丁各30克。用法同前。5剂。

三诊：1969年7月22日。

头痛减半，二诊方加天葵子15克。

四诊：1969年7月30日。

痛减十分之七，如安静不动则痛全止，如用力或用脑过度，则痛发如前，以本方加抗肿瘤之品。

方药：生首乌、龙骨粉、牡蛎粉、制龟板、珍珠母粉、磁石粉、白茅根、夏枯草各30克，杭菊花、关蒺藜、白芍、女贞子、昆布、海藻各15克，白花蛇舌草60克。

用法：加水8磅，熬至2磅，去渣，加蜜60克，熬和分两日6次温服。

五诊：1969年10月21日。

连续服七诊方至8月下旬，左侧头痛与压重感基本消失，患者为了加速根治达到痊愈，于8月底入湖北医学院附属第二医院肿瘤科，用钴放射及环磷酰胺注射，与中医埋针疗法等同时进行，至10月6日拍片复查，与9月26日片及以前3片对照，发现蝶鞍后床破坏较前明显，鞍底改变同前。因用上述方法治疗，已停服中药50天。自觉现在头部左侧又痛，更加眩晕，失眠，两眼有火热感，视物不清。症状较前增剧，因来复诊，仍宗平肝潜阳、化痰涤饮、软坚散结、解毒消肿法。

方药：金银花、夏枯草、蒲公英、地丁各30克，野菊花、天葵子、煨三棱、莪术各10克，海藻、昆布、煅龙骨、煅牡蛎各15克，白茅根、白花蛇舌草各60克。用法同前。每剂加60克蜂蜜，30剂。

六诊：1969年12月27日。

上方只服8剂，头痛、眩晕、失眠等症皆大见好转，要求改制丸剂，便于常服。

方药：制首乌、金银花、地丁、蒲公英、夏枯草、煅龙骨、煅牡蛎、制龟板、女贞子各120克，海藻、昆布、天葵子、杭菊花、煨三棱、煨莪术、杭白芍、关蒺藜各100克，白花蛇舌草500克，仙鹤草250克。

制法：上药共炒，研极细，炼蜜为丸，如梧桐子大，每次50丸，每日两次，空腹时用白茅根煎水送下。忌发物：见噎膈条下。

1970年2月18日来信云：服丸药症状续有好转，要求再将丸方加以改进，加速疗效，复信将丸药方中另加杭菊花、桑叶各120克，为丸常服。

七诊：1970年9月27日。

连续服丸药至现在，本月15日在武汉医学院附属第二医院复查，头项侧位片，蝶鞍侧位片，与以前各次片比较，头颅骨质正常，蝶鞍大小正常。从拍片结果来看，本病已基本好转；唯自觉头部左侧有时仍痛，且性欲减退，乳腺发达，此乃垂体肿瘤尚未完全痊愈，按照当年2月18日丸方加炒枳实、苦丁茶、杭白芍各60克为丸，继续按法常服。

1971年5月22日来信：要求加快疗效达到根治，将丸药更加改进。

方药：制首乌、夏枯草、金银花、炒橘核、地丁、蒲公英各120克，天葵子、白蚤休、浙贝母、煨三棱、煨莪术、炒枳实、野菊花、海藻、昆布、赤芍、归尾各60克，藁本30克，共末蜜丸，服法同上。

八诊：1971年11月26日。

上述症状基本消失，昨在武汉医学院附属第二医院复查，拍片与原片对照，蝶鞍尚有轻度改变，余皆正常。查视力尚可。据此以观本病已基本治愈。嘱按当年5月22日丸方继续服至痊愈为止；另拟一汤方，配合丸剂，每月6剂，两日1剂，休息3日，如此每月照法服用，以竟全功。

方药：生首乌、珍珠母粉、地丁、白茅根、蒲公英、夏枯草各3克，海藻、昆布各15克，赤芍、天葵子、野菊花各10克。

1974年1月，为了总结肿瘤疗效，去信询问。于当年2月25日回信称：自1969年8月10日放疗和化疗及埋针等法无效后，下决心改服中药。于1971年11月八诊后，由秭归县转回广西灌阳县，除用了几十支喜树碱针药注射外，再未用其他药物，现已停药年余。病情是：左侧头部集中一点痛的情况减少了，但有时还有些痛，睡一会儿就好了，有时基本不痛。关于眼的视力，视野无问题，就是有时流热泪，流了觉得舒适。身体仍是白胖，性欲全无，近来左边颡子不适，经检查为甲状腺切能低下，心血管动脉早期硬化等，要求再用中药方治疗。根据上述病情，肯定是垂体肿瘤的后遗症状，拟仍宗六诊方加黄药子、白药子各200克，共末蜜丸，终年常服。

注：本节蝶鞍瘤患者症状，主要表现为左偏头痛6年不愈，左颞颥及后脑部牵引痛如针刺，并影响左眼经常发热，头左半侧有非常沉重压闷难名之感。从初诊至今，断续服药两年多，病情几经反复，现已大见好转，接近治愈，但尚未根除。本病经西医检查确诊为蝶鞍瘤，根据中医学理论分析，属于痰饮与气血燥毒郁结、肝阳亢而上僭，所以在中药治疗方面，除用滋阴潜阳、柔肝熄风、涤饮化痰之品外，也应加入活血化瘀、软坚散结、消肿解毒之品。故以夏枯草、白茅根、仙鹤草（即石打穿）、白花蛇舌草为治瘤主药；佐以化痰利气、软坚散结之枳实、橘核、海藻、昆布、三棱、莪术、天葵子等；消肿败毒之金银花、蒲公英、地丁等；滋

阴潜阳、镇逆平肝之龙骨、牡蛎、龟板、磁石、泽泻、珍珠母粉；再加养阴柔肝、熄风清火之制首乌、白芍、女贞子、青葙子、白蒺藜、冬桑叶、苦丁茶、甘菊花、黑豆皮、石斛等；更加养血和气能治头痛之当归；藁本引诸药上行。

直肠肿块

邹某，男，42岁。

初诊：1969年12月7日。

主诉：直肠肿块已发现二月余。

现病史：患者于当年9月，初觉大便不利，常用通便药物以缓解，后则发生胀坠，再用中药及西药通便剂均不见效，由于坠胀难出，须用灌肠剂，不灌则不通，后经乙状结肠镜检查，发现直肠上段与乙状结肠交界处有一鸭蛋大小肿块，诊断为直肠癌，经用抗癌药物治疗，效果不显，因来就诊。现大便胀坠而难通，每逢大便，痛苦异常。精神饮食尚可。

检查：诊脉沉弦而缓，至数如常，舌质红苔白厚。形体瘦削，呈重病容。

分析：为湿热之邪与燥气邪毒相搏，郁遏于下焦，壅结于直肠上端。

中医诊断：肠覃。

治则：暂从苦辛甘温立法，治宜润燥通肠、败毒消肿、散坚破结。

方药：金银花、白茅根、地丁、蒲公英、天花粉、生地榆各30克，紫菀、白花蛇舌草各60克，野菊花、桃仁泥、炒枳壳各10克，海藻、昆布、天葵子各15克。

用法：加水8磅，熬至2磅，去渣，再加蜜60克，熬和，分两日6次服。

二诊：1970年3月7日。

去岁只服药5剂，症状无变化。后经某医院检查，诊断为直肠癌，须行切除手术。患者不同意，改服中药，至今仍无变化。今来复诊，仍宗前法。

方药：金银花、紫菀、白茅根各60克，夏枯草、蒲公英、地丁各30克，海藻、昆布、天葵子、旋覆花各15克，枳实、野菊花、赤芍、白芍各10克，白花蛇舌草100克。

用法：同前。

三诊：1970年4月6日。

月来服上方兼服人参丸（成药），大便自动能解出，知饥能食，唯便时带血，想系肿瘤表面破溃所致。上方加仙鹤草、仙桃草、天花粉各30克。用法同前。

四诊：1970年4月28日。

服上方10剂，大便出血已止。现在舌干口渴，有时口甜，苔黄厚腻，此湿热挟秽浊之邪郁伏，当于前药中加芳香化浊、消导清热之味。

方药：南沙参、仙鹤草、白茅根、夏枯草、天花粉、紫菀各30克，枳壳、青皮、海藻、昆布、三棱、火麻仁、生地榆、天葵子各15克，白花蛇舌草120克。

用法服法同上。另加省头草10克，四消饮（即神曲、山楂、谷麦芽、莱菔子）各15克，熬水代茶。以苔退口不干为度。

五诊：1970年7月1日。

断续服上方，另用野葡萄根，每日100克煮水代茶饮。前症已减，后又改延他医处方及自用补剂或泻药。现出现舌绛，苔白干厚，不渴饮，晨间口苦，此湿热得补，郁而化燥，法宜苦辛开泄兼清热润燥。

方药：南沙参、天花粉各30克，黄芩、寸冬、火麻仁、郁李仁、生地、玄参各15克，枳壳、桔梗、甘草、白芍各10克。

用法：一日1剂，分3次服。

六诊：1970年9月12日。

服上方，口苦、舌绛、苔干已消，大便有时不畅，又经某医院作钡剂灌肠拍片检查，见乙状结肠下段约3厘米充盈缺损，诊断为“癌肿初期”。但在去年9月及当年3月两次乙状结肠镜检，都见到乙状结肠下端有鸭蛋大小之肿瘤，现在只见充盈缺损，证明肿瘤已有好转，是病向愈之征。现在除形体消瘦，精神稍差外，饮食尚可，腹中不痛，坠胀减轻。脉迟濡缓，舌淡苔白欠润，此气血俱虚之象。

方药：黄芪、当归、寸冬、白芍、天葵子、三棱、桃仁、枳壳、煅荔枝核各60克，地榆、五加皮、紫菀、郁李仁（去皮）、天花粉、生地、明玉竹、天门冬、南沙参各120克。

用法：共炒研极细末，再加玄明粉120克，蜜1620克，一同炼至滴水成珠时，和药末为丸。每丸重10克。

服法：每次服1丸，每日3次，饭前盐开水送下，忌一切发物。

七诊：1971年10月20日。

一年来，断续用去年9月12日方及人参丸，与单方野葡萄根交替服用，今秋大便虽通，而又胀坠难受，大便时带黏液，要求或丸方或汤方继续治疗。

方药：小薤白、青皮、枳壳、桔梗、杏仁、桃仁、郁李仁、柏子仁、火麻仁、海松子各10克，台乌药、天花粉、当归各15克，生地榆、蒲公英各30克，生首乌、白花蛇舌草各60克。

用法：同前，加蜜60克，去渣熬和服。亦可并7剂共炒研，蜜丸服。

八诊：1971年11月28日。

本月中旬曾经在某医院住院剖腹探查，见乙状结肠只有水肿和充血现象，已无肿瘤迹象。近唯便仍不利，每次大便带白冻样黏液，此系余邪未净，治以宣畅气机为主。

方药：杏仁、桔梗、枳壳、白芍、炒槐角、郁李仁（去皮）、桃仁（去皮，研）、柏子仁、火麻仁、当归尾各10克，紫花地丁30克。

用法：水煎，分3次热服。每次调入鸡子黄1枚。可连服3剂。如大便通利，黏液减少，可停药观察。如再复发，可按法续服3剂，不发则不必服药。

注：患者已于1972年正式上班工作，至今未曾休息，但有时大便欠利。服麻仁丸立见畅通，因此药价廉易得，效果较好，所以两年来再未用他药治疗。

体会：本例肿块梗塞直肠，完全用中草药方经过两年的连续辨证治疗，先后共用中草药四十多味。以白花蛇舌草、白茅根、夏枯草、仙鹤草为主药。因肿瘤阻塞肠道，故加三棱、枳实、旋覆花、玄明粉、荔枝核、海藻、昆布等以化痰涤饮，软坚破结，散瘀消肿。胀坠由于气滞，故加小薤白、桔梗、枳壳、乌药、青皮等以开郁散结，行气导滞。便结液干，无水不能行舟，故加天花粉、玄参、寸冬、杏仁、桃仁、火麻仁、柏子仁、郁李仁、松子仁，并重用紫菀以增液润燥，滑肠通便。气血两虚，输送无力，故加黄芪、当归、玉竹、沙参、甘草、何首乌、蜂蜜、五加皮等以滋补气血、益阴和阳。便中带血，故加生地、白芍、地榆、槐角等以止血敛阴。癌肿系肿毒性疾病，故加金银花、野菊花、蒲公英、地丁、天葵子等以消肿毒。患者有时因便通能食，不守禁忌，则舌苔黄腻浊厚，口味作甜，或口干口苦，故加用省头草、神曲、山楂、炒谷麦芽、莱菔子等煎水代茶，以清湿热、化浊秽而消宿食积滞。由于病久汤药配购煎熬麻烦，故常用民间治肿瘤土方野葡萄根煎水代茶。此药山地较多，其根入药，张子和谓外用治一切肿毒，李时珍谓主治下焦热痛、淋浊，消肿毒。患者为了解除大便坠胀痛苦，常服人参丸，可使坠胀减轻，大便比较通利。此方治大便阻滞，效果尚佳。其方组成为：糖人参、羌活、川芎、槟榔、黄芩、贝母、桔梗、青皮、枳实各15克，当归18克，牵牛子、白芍、大黄、木香各30克，蒲公英、金银花各60克，共炒研细，炼蜜为丸，梧桐子大，每次服6克，空腹开水送下。每日两次。如服后症状减轻，可停药观察。如又复发，再服此方。本例患者能坚持服药，无论汤方、丸方、单方、土方、验方，或用鹅、鸭热血灌肠方法，坚持连续使用，所以获得痊愈。

纵隔肿瘤

病例一：唐某，男，26岁。

初诊：1973年4月5日。

主诉：纵隔肿瘤发现已3周余。

现病史：患者于1972年12月，初起发烧，作感冒治疗不效，后竟长烧不退，经多方检查治疗无效。于当年3月

12日经河南某医院X线拍片检查，发现右上肺门处有一半圆形阴影在前上纵隔，诊断为“前上纵隔瘤”，建议手术治疗。患者坚决不同意，愿用中药治疗，因来就诊。现轻度咳嗽，干呛无痰。身体倦怠，气弱乏力。

检查：患者形体消瘦，精神委顿；脉象浮弱，两寸俱芤；舌质淡白，舌苔薄白。

分析：癥瘕坚结之病，多由燥金之气化成。本病正应其论，乃热久化燥，与气血痰毒，燥结成块，伤阴劫液，耗气夺血而成。

中医诊断：癥瘕。

治法：宗《内经》“燥淫于内，治以苦温，佐以甘辛”。

方药：旋覆花、昆布、海藻各15克，三棱、莪术、京赤芍、川贝母各10克，橘核、牡蛎粉各25克，蒲公英、地丁、夏枯草各30克，白花蛇舌草100克。

用法：加水7磅，熬至2磅，去渣，加蜜60克熬和，分两日6次服。如无不良反应，可续服数十剂。

禁忌：见噎膈条下。

二诊：1973年6月15日。

自初诊后连续服药二个月，最近再经前医院复查，X线拍片对照，“前上纵隔瘤已完全消失”。患者自觉无任何症状，唯身体虚弱未复，拟滋阴润燥、败毒消肿法以善后。

方药：太子参、南沙参、怀山药、明玉竹各15克，杭寸冬、天门冬、白茯苓、生甘草各10克，白花蛇舌草、白茅根各60克。

用法：加水浓煎，每日1剂，分3次温服，如无不良反应，可续服数十剂，以身体强健为度。

附注：患者于12月19日亲来我处，述服中药两月后经拍片对照，肿瘤完全消失。后又服补药月余，于当年 8 月已正式上班工作，一切正常。

病例二：杨某，男，17 岁。

初诊：1974 年 11 月 19 日。

主诉：纵隔瘤发现近一个月。

现病史：病起本年 7 月份，开始咳嗽，声如犬吠，夜间咳甚，胸闷，无痰，有时胸痛，于 10 月 25 日经武汉某医院拍片，发现下纵隔明显增宽，偏前。又经几家医院检查，诊为纵隔淋巴肉瘤。经放疗数天后，觉颈部压闷，呼吸不畅，颈部外形很快明显肿大，治疗无效，因来就诊。现胸闷，气短，胸骨后痛，咳白痰。

检查：面青唇紫，颈部肿胀，颈脉怒张，舌色紫暗，舌苔白腻，脉濡数。

分析：气血与燥热痰毒搏结于胸中，气血瘀滞不通而成本症。

中医诊断：癥瘕。

治法：行气破血、清热润燥、解毒化痰、软坚散结、消肿化瘤。

方药：炒橘核、三棱、赤芍、莪术、浙贝母各 10 克，海藻、旋覆花（布包）、昆布各 15 克，白茅根、地丁、牡蛎粉各 30 克，白花蛇舌草 120 克，蜂蜜、夏枯草各 60 克。

用法：加水 8 磅，熬至 2 磅。去渣，加蜜熬和，分两日 6 次服。

二诊：1974 年 12 月 5 日。

共服药 5 剂，颈部肿块基本消失，自觉心胸舒畅，咳嗽全平，嘱按上方续服。

三诊：1974 年 12 月 29 日。

又服二诊方9剂，于12月13日照片复查，发现纵隔瘤已明显好转，接近正常范围，又于12月23日复查，纵隔完全正常，唯左侧稍膨大。日来又有咳嗽，痰白不易咯出。

方药：冬桑叶、杏仁、桔梗、炒枳壳、生甘草、前胡、款冬花、陈皮、瓜蒌皮、川贝母、茯苓、炒苏子、白豆蔻、厚朴、竹茹各10克。

用法：水煎，每剂一日分3次服，5剂。

四诊：1975年1月5日。

服上药后，咳嗽、吐痰已平，要求续服药根治肿瘤，仍宗12月5日方续服10剂。

喉脂肪瘤样型脂肪肉瘤

陈某，男，22岁。

初诊：1972年9月9日。

主诉：吞咽不利、结喉肿块八月余。

现病史：患者自1972年初觉吞咽不利，未作治疗，后觉结喉左上方内有一不规则肿块，渐至妨碍饮食，但仍缓慢发展。今年6月上旬，经活体组织切片，病理报告为“喉脂肪瘤样型脂肪肉瘤”（系恶性）。其治疗方案是：①钴放射；②化学药物；③手术；④中草药。根据患者自愿进行。因患者及家属只同意中医药治疗，遂来就诊。现食欲不振，吞咽困难，吞咽时咽喉疼痛；发声嘶哑，吐字不清；精神倦怠，肢软乏力。

检查：患者面呈褐色重病容，形体干瘦，精神疲乏，气短音嗄，脉弦细数，舌苔薄白，舌质鲜红。结喉左上方内有一肿块突起，按之坚硬不平而作痛，大如胡桃。

分析：燥火痰毒气血搏结于咽喉，形成毒块，影响吞咽、发声。

中医诊断：石瘿。

治则：行气破血，化痰消肿，败毒泻火，软坚散结。

方药：炒橘核、三棱、莪术、天葵子、海藻、昆布、黄药子、枳壳、浙贝母各 15 克，蒲公英、地丁各 30 克，白花蛇舌草、夏枯草、生首乌各 120 克，蜂蜜 100 克。5 剂。

用法：每剂加水 10 磅，熬至 3 磅。去渣，加蜜入药汁熬和，分两日 6 次服（即一日服一半，另一半在晚上煮滚，放凉，次日服）。

外敷方：生首乌 240 克，生蚤休 60 克（忌铁器）。

用法：将二药放石臼内捣如泥，敷于肿瘤上，盖以油纸，外覆纱布垫，裹以绷带，每日早、晚换药各一次。

禁忌：见噎膈条下。

二诊：1972 年 9 月 12 日。

症状无变化，原方加牡蛎粉 30 克，续服 5 剂。

三诊：1972 年 10 月 4 日。

自觉气力较前稍充，语音较前高扬，吞咽较前顺利，肿块明显缩小，嘱按二诊方续服 5 剂。

四诊：1972 年 10 月 14 日。

肿块比原来缩小约一半，能食干饭，也不觉痛，精神形体显著改善，嘱仍服原方。

五诊：1972 年 11 月 4 日。

症状依次好转，嘱按方续服不必更改，外用药照敷。

六诊：1972 年 12 月 13 日。

患者大便溏泻，一日五六次，腹中微痛作响，食减神疲，脉数舌红苔黄腻。此内有伏热，饮食生冷，寒热错杂，肠胃失调。

方药：葛根、黄芩炭、桔梗、甘草、焦白术、炒白芍、陈皮、炒神曲、炒防风各 10 克，大豆卷、金银花各 15 克，生姜 3 片。

用法：水煎服，一日 1 剂，3 剂。如病痊愈仍服原方。

七诊：1973 年 2 月 24 日。

肿块已缩小三分之二，唯有时恶心作吐，舌苔白滑。此湿邪更挟食滞，原方去白茅根，加法半夏 10 克续服。

八诊：1973 年 3 月 24 日。

因感染温毒发生腮腺炎。

方药：金银花、蒲公英各 30 克，连翘、板蓝根、野菊花、玄参、赤芍、牛蒡子各 10 克，另用马勃粉 10 克，先用蜂蜜调和分 3 次化入药汁中冲服。3 剂。

九诊：1973 年 7 月 9 日。

肿瘤消至白果大小，要回部队医院复查，因服汤剂不便，要求改成丸剂，以便常服。

方药：天葵子、白蚤休、土贝母、煨三棱、煨莪术、黄药子、白药子、炒橘核、焦山楂、蒲公英、海藻、昆布、地丁各 120 克，三七粉、青黛、鸡内金各 60 克。

制法：共炒研细，炼蜜为丸，如梧桐子大。

服法：每次 40 丸，每日 3 次，另用白花蛇舌草 120 克熬汤，早中晚空腹时送下。温开水亦可。

外敷方：蚤休、白及、海藻、天葵子、野菊花各 60 克，卤碱 30 克。共研极细，每次 15 克，开水调药，干湿适宜，敷贴患处，用绷带包扎。

十诊：1974 年 3 月 3 日。

去秋回部队医院检查，认为中药治疗已经有效，未作任何处理，嘱仍回武汉续用中药治疗。但半年多来，未用外敷方，丸药早已服完，有时断续服汤药，肿瘤虽有小豆大，精神饮食均好，唯感风温咳嗽，声音略嘶哑，暂用辛凉轻剂以治标，丸剂照前方继续制服，汤方每月 6 剂，外敷方必须照用。

同年 3 月 24 日某部队卫生科长杨某同患者来了解治疗经过。当时诊查，肿块已不能明显触及，从外表观察肿瘤似已消失，但未经医院详细检查，只能认为近期已取得肿瘤暂时消失之疗效。嘱仍须继续服药，以巩固疗效，防止反复。

注：本病例在治疗上立法、用药，与以上诸例大致相同，唯另用生何首乌、生蚤休捣外敷，后更加白及、海藻、天葵子、野菊花、卤碱等，坚持外敷。取生首乌、蚤休、野菊花、天葵子、海藻等消肿散结治无名肿毒；卤碱之力更猛，并有腐蚀作用；用白及不仅取其治疮肿且取其润皮肤防腐蚀作用。

舌体结块腐烂

蔡某，女，48 岁。

初诊：1973 年 1 月 15 日。

主诉：舌上长肿瘤月余。

现病史：自诉 1972 年冬，舌左边缘中段初起一小溃疡，以为口疮、胃火，未予注意，但缓慢地逐渐腐烂，曾经中西药治疗，效均不显，延至 12 月份经某医院检查，舌左边缘已溃烂长约 5 厘米，中有宽 1 厘米，长约 4 厘米的一条如蚬肉状增生物突出于舌缘之外，妨碍饮食，影响言语，考虑为恶性新生物，须进行手术切除，患者不同意，因来就诊。现局部疼痛非常，余症如上。

检查：患处有恶臭气味，神疲音低，舌红苔少而干，脉浮弦数。原有高血压史，查血压常在240/130毫米汞柱左右。

分析：脉证合参，为肝胆气郁，火邪勃发，复感燥邪，燥火痰毒与气血搏结而成。

中医诊断：①舌菌；②舌疮。

治法：宜泻火败毒，消肿抗癌。

方药：金银花、忍冬滕、海藻、昆布、干生地各15克，细辛1.5克捣玄参15克，川牛膝、天葵子、连翘各10克，地丁、白茅根、蒲公英各30克，白花蛇舌草、蜂蜜（后加）各60克。5剂。

用法：加水5磅，熬至1.5磅，去渣，加蜜熬和，分两日6次服完。

禁忌：见噎膈条。

二诊：1973年1月25日。

溃疡明显缩小，疼痛减轻，唯小便欠利，上方加车前草15克，仙鹤草30克。嘱按上法继续多服。

三诊：1973年2月19日。

溃疡缩减大半，疼痛解除，周围肿硬已复平软，嘱原方续服。

四诊：1973年3月4日。

溃疡已消除三分之二。唯觉口中有火气，原方减去细辛，连翘改为15克，金银花、忍冬藤各改为30克，白花蛇舌草改为100克，按法续服。

五诊：1973年3月20日。

舌瘤肿硬全消，溃疡已缩减至蚕豆大，腐烂全平，已不作痛，中有如小豆大之胬肉未平。前日感冒时邪，恶寒发热，头疼肢痛，原方暂停，另拟宣解方：

方药：冬桑叶、菊花、金银花、连翘、淡豆豉、杏仁、蔓荆子、薄荷、牛蒡子、甘草、白蒺藜各10克，白茅根30克，白花蛇舌草100克。3剂。

六诊：1973年4月4日。

感冒愈后，症状稳定，仍用四诊方加野菊花10克，生首乌30克。5剂。每隔5日服药1剂，用法同前。

七诊：1973年5月5日。

上月中旬月经来潮。素有月经量多，血压亦随之增高；经量减少，血压亦平，反复发作。现查血压180/90毫米汞柱，伴有心慌头昏，两肩疼痛，此因素体血热、火盛，证属阴虚阳浮，肝胆郁火勃发，按前方加减。

方药：生首乌、仙鹤草、金银花、忍冬藤各60克，海藻、昆布、玄参各15克，生地、蒲公英、地丁、白茅根、牡蛎粉各30克，白花蛇舌草100克，蜜100克。

用法：加水10磅，熬至2磅，去渣，加蜜熬和，两日分6次服，休息3日，再按法续服。

八诊：1974年2月5日。

自去年七诊后，断续每月服药6剂，溃疡基本消失，只剩绿豆大一点瘢痕未泯。精神饮食均佳，唯血压每随月经量多而增高，因之经常头晕、心悸。前方暂停，另拟一方常服：白茅根60克，赭石粉、柏叶、龙牡粉各30克，熬水代茶饮。俟上证缓解后，续服原方服至绿豆大瘢痕消失后再停药。

体会：舌体边缘为肝胆两分野，肝胆属木火之脏，本病发生在1972年冬初，正当燥气司令之时，燥火邪毒相搏，加以本人居孀，多愁善怒。本病一因七情之忧思抑郁，二因六淫之燥气所伤。其治法当宗“燥淫于内，治以苦温，佐以甘辛”之旨。故以治癌有效之白花蛇舌草为主；佐以润燥滋阴、凉血散火之玄参、生地、白茅根，软坚散结、消痈治疮之海藻、昆布、土牛膝、天葵子；散血凝气聚、消无名肿毒之金银花、忍冬藤、地丁、蒲公英、连翘；更加一味辛温能散风邪浮热，破痰散结之细辛为反佐以作向导；仍和以甘缓解毒之蜂蜜为剂。断续服药一年，竟得治愈。

腹内肿块

张某，男，18 岁。

初诊：1969 年 3 月 1 日。

主诉：腹内肿块 20 余日。

现病史：初起时腹左作痛拒按，自觉痞胀，微有寒热，自汗。经过 6 日，脐腹左侧内发现有一掌大包块，发展极快，经某医院检查，原因不明，治亦无效，至今才 20 多日，肿块已发展至上抵左肋，下达耻骨，左至季肋，右超过腹中线，板硬如实，拒按，时有刺痛感，已经住院多日，患者与家属不同意剖腹探查，转来就诊。

检查：脉弦滑而数，苔厚色白微黄欠润。

分析：为气滞血瘀与痰饮肿毒结聚而成块。从扪按摸索推测，其肿块内不在脏腑，外不在肌肉，是在腹膜或肠系之间。

中医诊断：积聚。

治则：暂拟行气活血、涤饮化痰、软坚散结、消积化瘀、败毒消肿法，再加灸法。

方药与方法：

1. 方药：红柴胡、当归尾、旋覆花（布包）、瓜蒌子、浙贝母、法半夏、炒枳壳、三棱、莪术各 10 克，海藻、昆布各 15 克，白茅根 30 克，白花蛇舌草 120 克。以水 5 磅，熬至1.5磅，去渣，再加蜜60克，兑药汁内熬和，一日3次，饭前温服。

2. 灸穴：章门、脾俞、肝俞、痞根。灸法：除章门穴只灸左侧外，背后三穴均灸双侧。先将穴位确定，用墨点记，用陈久之艾绒捻成樱桃大，先将独头蒜剥去皮，横切一分半厚的蒜片（无蒜用鲜姜片），贴在穴位上，后将艾炷按在蒜片正中，用火将艾点燃，烧至痛不可忍时，即将火按熄，每个穴位烧七炷为度。间日灸一次，以肿块散为止。

二诊：1969 年 3 月 15 日。

半月来按法服药并灸，肿块已消大半，能食神旺，仍宗上法，原方加香附 10 克。

三诊：1969 年 4 月 1 日。

近 15 天来，灸艾与服药按法进行，肿块已完全消失，神色、脉象、饮食二便均已正常，病已向愈，为了巩固疗效，嘱照原方续服 10 剂，每 3 日服 1 剂，1 个月为期。

注：本病发生未及 1 个月，其肿块发展迅速，故按积聚癥瘕论治。用柴胡、归尾、茅根、三棱、莪术以消瘀、活血、行气；旋覆花、瓜蒌、半夏、枳壳、贝母以化痰、涤饮、散结；海藻、昆布以软坚、破结、消瘿；仍以治肿瘤有效之白花蛇舌草和解毒缓中之蜂蜜为剂。更借能消痞块结聚之艾灸法，内外合治。但艾灸治癥瘕积聚穴位多，今仅选取章门、痞根、脾俞、肝俞四穴者，系通过临床实践，发现其疗效较好。本病经过 3 次诊治，时仅 1 个月，肿块全消，灸

法所起作用不可忽视。

子宫术后腹内肿块

程某，女，41岁。

初诊：1969年12月9日。

主诉：子宫术后腹内发现肿块已3个月。

现病史：患者因子宫不规则出血，于当年5月在某医院将子宫切除，出院后觉脐右有胀痛感，延至9月，发现脐右腹内有鸡蛋大之肿块，按之坚硬作痛，由于原因不明，所以治疗无效，其包块日以增大，连腰膂经常作痛。现在脐右包块已大如横卧之茶杯，按之坚硬剧痛。因未检查出病源，不知是何肿瘤，特来求诊。

检查：诊脉细涩，形体消瘦，脐右肿块宽约8厘米，长约15厘米。

分析：燥热气血痰毒搏结而成肿物。窃思是否为切后腹内创伤处之瘢痕结节，或右边卵巢上的新生异物；或为已经切除之子宫体肿瘤发生转移。

中医诊断：积聚。

治则：破结软坚，消积散肿，行气活血，润燥通络。

方药：白花蛇舌草、金银花各60克，白茅根、夏枯草、蒲公英、煨三棱、地丁各30克，海藻、昆布、天葵子各15克。

用法：以水7磅熬至2磅，去渣，加蜜60克熬和，分两日6次服完。

二诊：1969年12月23日。

服药7剂，包块约消一半，痛胀显著减轻，原方减三棱

15克，加莪术15克，续用10剂。

三诊：1970年1月12日。

连服上方，包块已消90%，但时有胀痛，头部微觉昏胀，上方减天葵子，加赤芍10克，女贞子、活血藤各15克。继续服10剂。

四诊：1970年1月25日。

包块全消，患处虽重按至腹腔后壁，柔软无抵抗。云在手术后，月经未行，但每月腹右有周期性疼痛一次，同时头部作痛，经一二日自愈。拟方善后。

方药：生首乌、夏枯草、白茅根、金银花、白花蛇舌草、地丁各30克，白芍、海藻、昆布、女贞子、草决明、煅龙骨、煅牡蛎各15克，杭菊花、黑豆皮各10克。

用法：加水6磅，熬取2磅，去渣，再加蜜60克熬和，分两日6次服完，休息一日。10剂。

注：本例以消肿败毒、行气活血、散结软坚立法，药力甚猛，用量亦大，故取效较速。数年来，每年走访，患者身体健康，再未复发。

乳房肿块

张某，女，38岁。

初诊：1969年6月23日。

主诉：发现乳房肿块已3个月。

现病史：患者于1968年5月，甲状腺右侧有一鸡蛋大肿块，经手术切除，但手术前后都未作组织切片检查，良性恶性不得而知。当年6月初，两乳房内同时发生扁平结节性肿块，胀痛异常。经某医院初步检查，疑为恶性肿瘤转移，但未作进一步检查，因来就诊。

检查：两乳房各一大约5厘米 ×6厘米肿块，扪按坚硬作痛。诊脉弦细缓涩，舌红苔薄白。

分析：脉症合参，是由气郁痰凝，与燥毒互结，脉络瘀阻。

中医诊断：乳岩。

治则：行气化痰、润燥败毒、破血消肿。

方药：

1. 汤方：旋覆花、赤芍、三棱、莪术各10克，海藻、昆布、炒橘核各15克，蒲公英、地丁、白茅根各30克，夏枯草、白花蛇舌草各30克。加水6磅，煎至2磅，去渣，加蜜60克熬和，分两日6次服完。可连服30剂。

2. 醒消丸。每服10克，一日2次。

二诊：1969年8月19日。

乳腺肿瘤约消80%，坚硬变软，疼痛基本消失，唯近发荨麻疹并头晕，上方加牡蛎粉15克，醒消丸照服。嘱继续服至肿块全消为止。

注：乳房内肿块为肝郁气滞，痰凝血瘀所致。故用旋覆花、赤芍、海藻、昆布、炒橘核、三棱、莪术、地丁、蒲公英等以润燥疏肝通络，软坚散结；再加夏枯草、白茅根、白花蛇舌草等以润燥活血消瘀；更加醒消丸以解毒行瘀、消肿止痛。于1974年来信云：已停药两年，乳房肿块已消失。

睾丸肿大

舒某，男，39岁。

初诊：1969年3月5日。

主诉：睾丸肿大已3个月。

现病史：患者于1962年“患直肠癌”，经手术切除。今年元月初曾发高烧，继之左睾丸肿痛，经用抗菌消炎药物治疗后，热退痛止而肿不消，掐之亦不痛。用内外治法不效。经某院检查，认为癌转移，建议行左睾摘除术，患者不愿手术，因来就诊。

检查：左睾大于右睾丸1倍以上，睾丸与副睾混成一体，坚如铁石。舌暗红，苔薄白。

分析：俗呼睾为外肾，足厥阴肝经之脉绕阴器，故睾为肝肾两经所系。今坚如铁石，不知痛痒，即古称“木肾”“溃疝”“颓疝”之病。其为寒凝、气滞、络阻、血瘀与瘤毒结聚可知。

中医诊断：颓疝。

治法：疏肝行气，消瘀破血，温经活络，软坚散结。

方药：盐水炒橘核、三棱、桃仁、盐水炒川楝子、煨莪术、京赤芍、盐水炒吴茱萸、延胡索、台乌药、盐水炒枳实各10克，海藻、昆布各15克，地丁、蒲公英各30克，白花蛇舌草120克，蜜60克。

用法：加水6磅，熬至2磅，去渣，再加蜂蜜同药汁熬和，分两日6次或8次服完。

二诊：1969年4月4日。

服上方15剂，睾丸周围完全松活，硬度减退十分之八，睾丸与副睾界限已能分清，唯副睾仍硬。仍宗原方加煅荔枝核15克，红柴胡、木香各10克，按法续服1个月。

三诊：1969年5月2日。

检查左睾，坚硬完全变软，肿大亦消减80%以上，副睾外层亦较前松活，内仍坚硬，稍大如蚕豆。嘱续服上方，

3日1剂，1个月以后，可5日1剂。

四诊：1969年7月6日。

左睾已完全恢复正常，副睾变软，大小如常。为了巩固疗效，以免复发，改汤剂为丸剂，便于常服。于4月4日方加小茴香15克，益智仁10克，并6剂，共炒研末，炼蜜为丸，每粒重10克，每日服2次，每次1粒，空腹时淡盐汤送下。

体会：睾丸为肝肾两经所系，故取能入肝肾两经而有攻坚破结消肿功用之药味。治疝要药川楝子入肝舒筋；吴茱萸入肝肾开郁化滞，治血痹阴疝；延胡索入肝，能散气血凝结；乌药散肾间冷气；莪术破气中之血；三棱行血中之气；海藻、昆布破积聚，消肿块；橘核止疝痛；赤芍消坚积；枳实行结气；桃仁消瘀活血；蒲公英、地丁解毒消肿；更加解毒消瘀之白花蛇舌草为剂作汤。更于此方中加木香、柴胡、煅荔枝核三味以行气散结而消溃疝卵肿为丸常服。遂将本病治愈。经本院学生随访，病未复发，身体健康，照常工作。

膀胱癌术后转移

赵某，男，36岁。

初诊：1969年9月19日。

主诉：膀胱癌术后发现转移已7个月。

现病史：在当年2月3日，武汉某医院将膀胱内及尿道口之右侧的两个手指大小的菜花状肿瘤切除，并将尿道口之左后侧黏膜有肿瘤样改变者予以电灼，当时经过良好。现在左小腹内胀痛并牵引左腿疼痛，影响行动。左右两腹股沟各发生结节多个，再经详细检查，发现膀胱内有两个白色隆起，认为是膀胱癌复发转移，患者不愿再手术，因来就诊。

检查：脉沉弦而数，左少腹痛处拒按，舌红苔薄白而干。

分析：伏火化燥，与气血痰毒搏结所致。

中医诊断：积聚。

治则：暂拟散结软坚，消肿抗癌之品，遏止其发展，冀使其消散。

方药：盐水炒川楝子、盐水炒橘核、赤芍、天葵子、炒枳实、三棱、莪术各10克，海藻、昆布各15克，蒲公英、地丁各30克，夏枯草、白花蛇舌草各60克，蜜60克。

用法：加水6磅，熬至2磅，去渣，加蜜熬和，2日6次服完。

禁忌：见噎膈条。

二诊：1969年9月30日。

腹股沟结节明显缩小，小腹左侧牵引腿痛减轻，觉口舌干燥，时欲饮水，此肿毒伏火化燥，原方加金银花、白茅根各30克，续服。

三诊：1969年10月13日。

结节已消八九，腿痛已平，唯小腹左侧尚有隐痛，痛点范围较小，但仍拒按，嘱照二诊方继续多服。

四诊：1969年11月3日。

腹般沟结节消失，腹痛亦平，因而停药经旬，今又作痛，此肿瘤余毒未消，所以停药则病又反复，仍宗原方加白花蛇舌草至120克，续服至痊愈为止。

五诊：1970年2月12日。

来信云：经常熬药既麻烦又影响工作，要求改汤为丸。宜再兼补虚扶正。

方药：童子参、南沙参、炒川楝肉、三棱、炒橘核、莪术、炒白芍、天葵子、延胡索各60克，地丁、蒲公英、海藻、昆布、夏枯草各120克，白花蛇舌草540克。

制法：共炒研末，炼蜜和合为丸如梧桐子大。

服法：每次10克，每日3次，空腹时淡盐汤送下。

注：本方用散结软坚之海藻、昆布、枳实；败毒消肿之金银花、地丁、蒲公英、天葵子；消癥瘕坚积之三棱、莪术、赤芍；化肝肾气滞之橘核、川楝子；并用治癌有效之白花蛇舌草与白茅根、夏枯草、蜂蜜为剂。更在汤剂中加活血止痛、益气滋阴之白芍、延胡索、沙参、太子参等制成蜜丸常服。

同年4月20日来信云：近在武汉某医院复查，膀胱镜检查发现，三角区清晰，两侧输尿管口清楚可见，血管纹理清楚，未见溃疡及结石，膀胱无出血现象，也未见有肿瘤复发象征。通过这次检查，已可确定目前无复发现象。上次检查所见两个白色隆起物也消失。随访，工作正常，病未复发。

漏下脓血

徐某，女，42岁。

初诊：1968年7月11日。

主诉：漏下脓血已2个月。

现病史：当年5月，先感小腹胀坠，继则漏下粉红色血性水液，秽浊腥臭，非经非带，淋漓绵延，渐转成脓样液体，胀坠更甚。武汉某医院检查，确诊为子宫颈癌，现已转移为子宫癌（检查结果已丢失），建议手术治疗。患者害怕手术，因来就诊。结婚生产5胎，至32岁月经停止，至今10年未潮，无任何其他疾病。

检查：舌红绛，苔薄白而干，脉弦细数。

分析：气血痰毒燥火搏结于子宫。推测病在子宫，常有脓血分泌物，是内有溃疡腐烂之处可知。

中医诊断：积聚。

治法：宜败毒去腐，补正托里，消肿排脓，养血滋阴。

方药：丹参、黄芪、茜草各15克，海螵蛸粉、南沙参、地丁、蒲公英、楮实子、制龟板、东阿胶（另化分冲）各30克，粉甘草、制白蔹、制乳没、皂角刺各10克，白花蛇舌草60克。

用法：除阿胶外，余药加水6磅，煎至2磅，去渣。阿胶烊化，兑入药汁中，再加蜜熬和，分两日6次服完。以30剂为一疗程。

二诊：1968年11月9日。

脓液浊漏日见减少，胀坠亦平。自谓已服上方30余剂，停药近两月，病状已基本消失，恐病复发，要求根治。上方去白蔹、皂角刺、乳香、没药、龟板五味，加金银花30克，生熟地各15克，炒白芍10克，按法服10剂，50天服完（即两日1剂，休息3天），以巩固疗效。

注：本例子宫经常分泌臭秽之脓血样物，是内有腐烂可知，疑为癌证。故用治癌之白花蛇舌草；佐以消肿败毒之蒲公英、地丁；消肿破坚之皂角刺；补虚软坚之楮实子；治血枯、去瘀生新之乌贼骨、茜草、丹参；消肿破结、定痛生肌之乳香、没药、白及；托里排脓之黄芪、南沙参、甘草；滋阴血、消癥瘕之阿胶、龟板为剂。攻补兼行，坚持服药3个月。后经医院复查，已无癌肿迹象，以后病未复发。

诊余漫话

论肾炎证治

肾炎是急慢性肾小球肾炎的简称。是临床常见的疑难病之一。它的病程长，疗效差，根治难。中医虽无此病名，但与其“水肿病”相近。为了使不谙辨证施治的年轻中医及西医皆能用中药治之获效，本人根据中医学对“水肿”的认识及辨证施治的原则，将它简化为“肾炎轻证”“肾炎重证”“慢性肾炎合并尿毒症”三类。其中，“肾炎轻证”与“阳水”相当；“肾炎重证”与“阴水”相似；“慢性肾炎合并尿毒症”与中医的“阴水”危证合并“癃闭”“关格”等病相仿。现介绍如下：

（一）肾炎轻证

临床常见面目肢体轻度浮肿，小便欠利，或有恶寒发热，或有肢体重困酸痛，脉多浮弦，舌苔白薄，尿检有蛋白、管型及红、白细胞等出现。

本病为湿浊内郁，风邪外加，风湿合邪，外闭腠理，气机受郁，致膀胱气化不行，水道不能通利，水湿外溢，而见外形轻度浮肿。

治宜辛温宣解，疏散风邪，开泄腠理，如壶揭盖，气化下行，水道自利，水湿从小便而下，水肿自消。

方药：淡豆豉、香薷（冬月可用麻黄）、杏仁泥、连皮苓、桑白皮、厚朴、通草、陈皮、紫苏、地肤子各 10 克，六一散（包）、车前草各 15 克，姜皮 1.5 克。加水用大火煎药，分 3 次温服，一日 1 剂，10 剂为一疗程。如服药后得微汗，须避风。如服 5 ～ 7 剂，肿消，尿检正常，即停药。

病例：张某，女，12 岁。

初诊：1971 年 6 月 23 日。

主诉：发现急性肾炎近两月。

现病史：今年 4 月底，因面肢浮肿，查小便异常而住武汉某医院一月，经服西药（药名不知），浮肿虽已消失，但尿检总有蛋白、管型出现。现晨起面目轻度浮肿，时有腰痛。

检查：脉象沉弦，舌淡白、苔薄白。今查小便：蛋白 + +，白细胞 +，红细胞 + +，透明管型 +。

分析：风湿合邪客于肌腠，致三焦水道不利，膀胱气化不行，进而影响肾脏，使肾不主水，水湿内蓄。

诊断：水肿（肾炎轻症）。

方药：（见上方）

二诊：1971 年 7 月 9 日。

服上方 12 剂，面目浮肿，腰痛全平。尿中管型虽未再现，但蛋白、红细胞、白细胞常时没时现。

三诊：1971 年 7 月 25 日。

服上方 15 剂，已无明显症状，精神甚好，尿检正常。嘱仍宗上方续服，以巩固疗效。

3 年后，其父来云：其女病早痊愈。经多次检查小便均正常。

（二）肾炎重证

面目四肢一身尽肿，甚至腿肿如柱，按之如泥，凹陷成坑，囊肿如匏，腹大如鼓，外阴发亮，小便短少赤涩，尿检有蛋白、管型等存在。神倦身重，四肢无力，脉多沉细，舌多胖嫩，苔白薄或滑腻，舌根部苔较厚。

此病多因肾、脾、肺、膀胱、三焦俱病，各脏功能相互影响而失调，以致水气不行，泛溢于脏腑、肌腠、经络之间。

治当温肾、理脾、宣肺、通膀胱、利三焦，寒热并行，通补兼施。

方药：真武汤、麻黄附子细辛汤加味。麻黄、白术、白芍、陈皮、木通、熟附片各 10 克，知母、泽泻、炒地肤子、车前草、红饭豆、茯苓、炒麦芽各 15 克，北细辛 1.8 克，桂枝 4.5 克，生姜 2 片。

用法：先用开水泡药，继用大火煎开，再用慢火熬两小时，两日 1 剂，分 4 次温服（即头煎药分两次服，药渣留汁，再加开水一碗，将药渣翻动搅匀，火上熬开 20 分钟，待冷，盖好，次日早晚再分两次热服）。本方服后，如无不良反应，可连续服5～7剂（1个疗程），停药观察两周，如病有反复，可按原方续服一个疗程，如欲根治，可用下面治慢性肾炎合并尿毒症的白扁豆散常服，至愈为度。

病例一：刘某，男，30岁。

初诊：1953年4月15日。

主诉：肿胀已经年余。

现病史：一年前，发生全身浮肿，日见重笃。现一身浮肿，述尿少，时有血尿发生，面目改形，颐垂唇掀，背平脐突，腹膨如鼓，囊肿如匏，下肢肉肿如泥。

检查：脉象浮弦而数，舌红苔白厚腻。足趺按之凹陷成坑。

分析：肾为水脏，所以聚水而为肿，乃因三焦气机不化。《黄帝内经》治水大法有三，即开鬼门、洁净府、去菀陈莝。实即发汗、利小便、通大便，内外排泄分消之义。阅所服诸方，轻如五皮、五苓之利尿，重如牵牛、甘遂、大戟之泻便，结果效均不显，非洁净府、去宛陈莝二法之不应，是由于开门鬼一法之未施。人身汗孔，古名玄府，亦称鬼门，所谓开鬼门，即发汗以泄其水气。经言："上焦不行，下脘不通。"所以利尿、通便而肿不消，是因气机未化，如壶吸盖，上闭不开，下愈不利。兹拟宣清肺气，开泄上焦，使三焦气化运行，则水道自通，肿胀或能随之而消。据理治方，以观后效。

方药：

1. 见上。

2. 白扁豆散（见慢性肾炎合并尿毒症方药）。

二诊：1953年5月15日。

服上方15剂，散药一半，肿胀从头项胸腹消至下肢，神气色脉均佳，饮食倍增，其水全从小便利出，大便正常。现仅膝以下浮肿，胫踝及足跗肿处发亮，仍宗原方。

方药：

1. 前方加巴戟天15克。

2. 白扁豆散续服。

三诊：1953年6月15日。

续服上方15剂，散药一半，肿胀全消，肢体完全恢复原状。唯两眼发赤，羞明作痛。脉象弦数，舌苔正常，舌质红，此因麻黄连续服食，发散过度，引起肝火上升，治宜苦寒泄降，泻火平肝。

处方：龙胆草、杭菊花、黑豆皮、白芍、生甘草、枯黄芩、苦丁茶、草决明、生地、栀子各10克，冬桑叶6克。3剂。

四诊：1953年6月20日。

服上药后，目赤全退，一切正常。白扁豆散续服一料，以巩固疗效。

注：20年后，医者曾见此人仍健康无病，原病亦未再发。

病例二：周某，女，45岁。

初诊：1966年3月13日。

主诉：浮肿已两年。

现病史：两年前发生一身面目尽肿，下肢尤甚，反复发作，逐渐加重。现小便短少，肿胀增剧，故常服西药“双氢克尿塞”，以图缓解，但服药则消，停药则肿，间以中药五苓散、五皮饮、胃苓汤或消水丸等利尿消肿之剂，效亦不显。并伴有食少神倦，形瘦体弱，经常心悸动惕，筋掣肉瞤。

检查：脉迟而濡，舌淡苔白。查尿：蛋白 + +，红细胞 + +，白细胞 + +，透明管型 +。

分析：根据以往治疗经验，结合当前脉证，实为命门真火不足，脾土衰微失制，水气泛溢于脏腑、肌腠、经络之间可知。

治则：温肾、理脾、宣肺、通膀胱、利三焦，消补兼行。宗消水圣愈汤、真武汤等治水肿法为治。

方药：见上。

二诊：1966 年 3 月 20 日。

服药 6 剂，肿胀全消，知饥能食。唯咳嗽痰绿气腥，左腹股沟结节作痛，脉濡缓，舌淡苔黄。尿常规：蛋白 +，红细胞 +，白细胞 +，上皮细胞 +。此足少阴水病消退，足厥阴、手太阴二经之病仍存。兹当顾及为是。

方药：桑叶、甜杏仁、知母、橘核、泽泻各 10 克，白茅根、苡仁、炒地肤子、冬瓜子、海蛤粉、牡蛎粉各 15 克，天葵子 30 克。一日 1 剂。

三诊：1966 年 4 月 12 日。

服上方 20 剂，咳嗽已停，左腹股沟结节亦消。然晨起目窠轻度浮肿，午后下肢略肿胀。脉缓弱无力，舌淡白苔薄白。此脾肾两亏，水湿内阻，进而影响肺之肃降、三焦之决渎、膀胱之气化。宜白扁豆散一料（见慢性肾炎合并尿毒症方）。

四诊：1966 年 7 月 15 日。

服完上方，至今浮肿未再现，查小便常规，均已正常。

（三）慢性肾炎合并尿毒症

肾炎日久不愈，浮肿或轻或重，小便短少，甚至点滴而出，或闭而不出。化验检查提示肾功能受损严重。患者精神疲乏，头目昏眩，甚则昏睡食少，恶心呕吐频作，口中臭秽，反应迟钝。

本病因除与肾炎重症相同外，更由于肾中真火不足，不能温暖脾阳。脾为后天生化之源，脾阳失其温养，不能运化精微，以致水气泛溢，水盛则火愈衰，脾肾衰惫损及他脏所致。

治用白扁豆散，补脾养胃，温肾理肺，益火培土，使中阳旺盛，脾胃健运，气化水行，则诸症自已。

方药：白扁豆500克，红饭豆250克，焦白术、白茯苓、熟附片、泽泻、麻黄、桂枝、炒白芍、炒黄柏、车前子、木通、陈皮各60克，炒知母、炒地肤子、炒麦芽、甘草、细辛、干姜各30克，干土鳖、干蝼蛄（土狗）各36个。

用法：共炒，以白扁豆焦枯为度，研极细末，瓷瓶密贮。每次服6克，饭前以米汤调服，最好是干嚼，以少量温开水送下，每日3次，以1剂服完为一疗程，重病可连续服3剂。

如妇女患本病者，可于本方内加入茺蔚子、泽泻、当归各60克。

病例一：张某，女，25岁。

初诊：1971年4月5日。

主诉：慢性肾炎已5年。

现病史：5年前，患慢性肾炎，反复发作，面目一身尽肿，屡治无效。近一年来，病情加重，头昏，头痛，肢体困乏，嗜睡，动则气喘不止，腰部酸痛，小便不利，月经已闭年余。近来又添厌食，恶心，呕吐，口渴，已数日水米未进，全靠输液维持。小便短少，渐致癃闭。

检查：尿比重1.01，蛋白、红细胞、白细胞总有＋＋＋＋，颗粒管型＋＋。二氧化碳结合率26容积%，非蛋白氮80毫克%。脉虚弱，舌淡苔少。

分析：慢性肾炎，日久不愈，致肺、脾、肾三脏阳虚，阳不化水，水湿内停，浊气上逆而成关格重证。

中医诊断：水肿、关格。

西医诊断：慢性肾炎合并尿毒症。

治则：此时病情危重，急用汤药补气回阳，化气行水，祛浊利尿，降逆止呕；继用民间验方白扁豆散加味制成散剂，重剂轻投，补脾养胃，温肾理肺，阳气旺盛，气化水行，诸症自已。

方药：

1. 汤方：党参30克，鲜生姜、茯苓各15克，附片、白术、炙甘草、白芍、地肤子、木香、陈皮、法半夏、吴茱萸、砂仁各10克，白茅根30克。一日1剂，水煎。3剂。

2. 白扁豆散一料，少量多次干嚼服。

二诊：1971年7月8日。

来信云：服上汤方9剂后，厌食、恶心、呕吐已平，水肿减轻，继服散药至今。现仍时有浮肿，肢困嗜卧，腰部酸痛，头昏痛虽已大见好转，但仍偶有发作，动则气喘，月经照闭不行。查尿：蛋白＋＋，白细胞＋＋，红细胞＋＋，管形已未见。仍宗上方加当归、茺蔚子、泽兰各60克。

三诊：1971年9月26日。

患者与其爱人又亲至武汉来云：上药尚未服完，肿胀全消，精神体力饮食均正常，月经已潮。查尿：蛋白少许，红细胞+，白细胞少许。仍宗上方续服。

四诊：1971年10月30日。

来信云：不仅基本已病愈，且已怀孕，要求给方保胎，防止病情复发加重。查尿：蛋白极少许，红细胞少许。按初诊方2去木通，加当归60克。

五诊：1973年2月6日。

来信云：前后续服白扁豆散4料，所有症状完全消失，尿检正常，去年已产一子，身体健康无病，本人已能参加各种劳动。

病例二：李某，女，21岁。

初诊：1971年7月15日。

主诉：发现慢性肾炎已3年。合并尿毒症已住院3个月。

现病史：3年前，发现慢性肾炎，今年4月病情加重，住武汉某医院治疗。现面目肢体浮肿，虽常用利尿药，浮肿亦不减。肢体困重，疲乏无力，自汗出，但欲寐，呼吸困难，经常呕吐，无法进食，口渴不欲饮，小便点滴而出，月经已闭，不能行动。

检查：神识不清，反应迟钝，面色晦暗，淡白无华，倦卧不语。脉沉无力，舌暗淡，苔白滑。尿比重1.01，蛋白+++，红细胞++++，白细胞++。二氧化碳结合率24容积%，非蛋白氮112毫克%，酚红试验15%。

分析：此乃肺、脾、肾三脏阳虚，阳不化水，水气内停，浊气上逆而成关格危证。其命门之火不足，又为阳虚之根。

中医诊断：①关格；②水肿。

西医诊断：慢性肾炎合并尿毒症。

治则：益火培土，补气回阳，化气行水，降逆止呕。

方药：红参、鲜生姜、茯苓各15克，附片、白术、炙甘草、白芍、地肤子、陈皮、法半夏、吴茱萸、砂仁各10克，白茅根30克。一日1剂，水煎服。3剂。

二诊：1971年7月19日。

服上方3剂，现神识已清，恶心呕吐大减，小便已通，面肢浮肿稍轻，四肢转暖，汗出减少，余症未除。脉沉缓无力，舌暗淡，苔薄白。仍宗上方服3剂。

三诊：1971年7月24日。

服上药后，精神转佳，体力大增，恶心呕吐已平，浮肿减轻，已能进食稀粥，可搀扶下床活动，视面色淡白无华，舌淡白，苔薄白，脉沉无力。今查尿常规：尿比重1.014，蛋白+++，红细胞++，白细胞+。查二氧化碳结合率36容积%，非蛋白68毫克%，酚红试验40%。

方药：

1. 肾炎轻症方服10剂（见肾炎轻症方药、用法）。

2. 白扁豆散一料（见慢性肾炎合并尿毒症“方药”）。

四诊：1971年8月25日。

服以上汤药1个月，散剂未服完，浮肿已消。精神体力尚佳，知饥欲食，二便正常。查尿常规：蛋白+，红细胞+，白细胞+。查二氧化碳结合率25容积%，非蛋白氮38.5毫克%，酚红试验80%。仍宗上方续服，白扁豆散续用，以冀除根。

五诊：1971年12月20日。

其母来表谢意云：服白扁豆散至今，浮肿再未复发，查尿常规及肾功能均正常。

按：前人认为“水肿”病根在肾，早有“其本在肾”“肾者主水”的记载。然肾虽为水之总司，必赖三焦之决渎，膀胱之气化，脾之转输，肺之通调，肝之疏泄，各脏相互协调，方能无病。否则水气阻滞于某一经络或脏腑之间，则诸脏相互影响，乃使水病发作，非独肾脏为病，所以专从肾脏论治，有的效果不显，其原因或在此。根据临证需要，本病在治法上，当根据新久轻重，立法用药。

第一，轻证：由于水气在肌腠浅表，用重剂则药过病所，故仿叶天士治肿胀法，用轻苦甘淡、微辛微温之剂。用淡豆豉、香薷、紫苏、杏仁以开泄腠理，宣通气机；茯苓皮、通草、桑白皮、六一散、车前草、地肤子以通利小便；陈皮、厚朴、姜皮以理气调中。诸药合用，使腠理开，水道通，小便利，则水肿自已。

第二，重证：由于水气泛滥于经络脏腑，用轻剂则药力不能胜任。故仿仲景真武汤，修园消水圣愈汤，林一乌消水肿方，合而为剂。用麻黄、桂枝开太阳以发汗；细辛、附子入少阴以温肾；白术、茯苓、泽泻、木通、车前子、地肤子健脾以利小便；红豆饭、大麦芽以利水健脾消积；知母清肺滋肾，利二便消浮肿；白芍敛肝脾之阴，和血脉利小便；陈皮理气调中；生姜宣肺利水。诸药合用，温少阴、开太阳、补火健脾、利尿消肿，使表里水气一齐尽解。

第三，慢性肾炎，日久不愈，正虚邪实，或尿毒症已濒于危险阶段，出现“癃闭”“关格”等证。此时若投微量轻剂，则不能祛邪，若用大量重剂，则又恐伤正。故采用民间验方白扁豆散，重用温中利湿、养胃健脾之白扁豆为主，佐以行水消肿之红饭豆，散结除胀之大麦芽，使以逐水去瘀之土鳖、蝼蛄，更辅以治肾炎重证之全方，炒研为散剂，每次只服6克，每日3次，乃重剂轻投，急药缓用，补而不滞，行而不峻。如能耐心坚持服药，不欲急于求成，多能转危为安，并有完全治愈者。若现“癃闭”“关格”等危重征象，可按辨证施治原则配以汤药，随证治之。

第四，无论急、慢性肾小球肾炎及其他病因所致肾炎水肿，均可根据上述临床表现分为三型论治。

痰证漫谈

痰证又称痰饮证。痰与饮均为水液潴留体内形成的病理产物，二者无明显界限，仅有黏稠清稀之差异，但所致疾病却相同。前人有“百病兼痰”“百病多由痰作祟”“痰饮为患，十人居八九”之说。故此证为临床常见病、多发病之一。

痰有狭义、广义之分。狭义之痰，一指肺失宣降，津聚于肺及肺系所生之痰，多咳咯而出；二为脾胃运化失职，水液停聚于中焦而生之痰，多呕恶而出。此类痰症，视之可见，闻之有声，触之可及，亦称之为有形之痰。广义之痰，多因阳气衰微，或气机阻滞，水液不化不运而留驻某一局部，久蕴而成。此类痰症视而不见，闻之无声，触之不及，故又称为无形之痰。亦有将前者称为外痰，后者称为内痰者。

痰证一病，古早有之。《内经》中载有“积饮”“饮发于中”。张仲景首创“痰饮”病名，并列专篇论“痰饮”证治。《诸病源候论》将痰与饮分述，将痰分为热痰、冷痰、鬲痰、痰结等类；饮又分为流饮、留饮、癖饮、支饮、溢饮、悬饮六饮。《千金方》有留饮、䐃饮、淡饮、溢饮、流饮之说。

元·张从政在《儒门事案》中将痰证分为五种，即风痰、热痰、湿痰、酒痰、沫痰（即食痰）。严用和与戴思恭均将饮证分为六种，即悬饮、溢饮、支饮、痰饮、留饮、伏饮。并指出，饮停既久，“未有不为痰”。李中梓将痰饮各分为五种：即风痰、湿痰、燥痰、热痰、寒痰；痰饮、悬饮、支饮、溢饮、伏饮。

历代医家论痰证者众多，虽渊源于《内经》《金匮要略》等典籍，但又从不同角度，充实发展了痰证学说。其所述皆详，故不一一列举。

痰证的病因，《古今医鉴》云：“痰乃津液所化，或因风寒湿热之感，或七情饮食所伤，以至气逆液浊，变为痰饮。”《儒门事亲》谓：“此论饮之所得，其来有五：有愤郁而得之者，有困乏而得之者，有思虑而得之者，有痛饮而得之者，有热时伤冷而得之者。”朱丹溪亦云：“痰之源不一，有因痰而生热者，有因热而生痰者，有因气而生者，有因风而生者，有因惊而生者，有积饮而生者，有多食而成者，有因暑而生者，有因伤冷物而成者，有脾虚而成者，有饮酒而成者。”

综上所述：本病多因外感内伤，致津液停聚而化为痰饮。导致津停的外因，多为六淫之邪侵袭，或为邪阻致津聚化生痰饮；或为火热煎熬津液成痰；或为寒凝津停为痰。至于内因：一为七情过激，化火灼津为痰；二为饮食偏嗜，过食肥甘厚味，酒酪黏腻，痛饮茶水等，聚而生痰；三为过逸少劳，阳气不行，水亦不行，聚水化痰；四为过劳伤气，或脏气亏损，不能行津，致津著化痰。

痰证的临床表现，涉及呼吸、消化、神经、泌尿等各个系统的多种疾病。故前贤有“痰之为变，变幻百端”“怪病多痰”之说。王隐君曰：“痰证古今未详，方书虽有悬饮留饮支饮痰饮诸饮之异，而莫知其为病之源，或头风目昏，眩晕耳鸣，或口眼蠕动，眉棱耳轮瘙痒，或嗳气吞酸，嘈杂呕哕，或咽嗌不利，咯之不出，噎之不下，……形如破絮桃胶蚬肉之类，或心下如停冰雪，心头冷痛时作，或梦寐奇怪鬼魅之状，或足腕酸软腰背卒痛，或四肢骨节烦疼并无常所，乃至手麻臂痛，状若挫闪，或脊中有掌大一块，如冰之寒痛者，……或眼沿涩痒，口糜舌烂，甚为喉闭等证，又或绕项结核似疬非疬，或胸腹间如有二气交纽，噎塞烦闷，有如烟气上冲，头面烘热，或为失志癫狂中风瘫痪，或为劳瘵风痹脚气之候，或心下怔忡惊悸，如畏人将捕，或喘嗽呕吐，或呕冷涎绿水黑水，甚为肺痈肠毒便脓挛跛，其为内外疾病百端，皆痰之所致也。盖津液既凝为痰饮，而汹涌上焦，故口燥嗌干，大小便闭塞，面如枯骨，毛发焦干，妇人则经闭不通，小儿则惊痫搐搦。”前贤论述痰之病证繁多，实难掌握，但就痰证一般表现而言，其所停脏腑组织不同，表现亦不一。如痰阻于肺，宣降失司，肺气上逆，多现咳喘、痰多、胸闷；痰滞脾胃，多脘腹痞胀，胃纳呆滞，胃脘有振水音；胃气上逆，则恶心呕吐，甚则呕吐痰涎；清阳不升，浊阴不降，则头晕目眩，首如裹，目如蒙；若痰迷心窍，心神被蒙，则神昏痰鸣，或见癫、狂、痫、痴诸证；或见失眠、嗜睡、昏厥、肢体拘急等证；痰饮停于胸胁，则成咳唾引痛之悬饮证；痰饮走于肠间，则肠鸣漉漉；痰结皮下、肌肉，与气血凝结成块，则生瘰疬、气瘿、乳癖、痰核、肿块等；结于咽喉，则成咽中喋喋，如有炙脔，吞之不进，咯之不出的梅核气证；痰停经络，气血运行不畅，则生肢体麻木、半身不遂，或局部肢体发热或发凉；痰阻胞宫，则月经不调、闭经、不孕；痰停下焦，则二便不通或便溏带痰涎，男子阳痿、不育；痰饮泛溢于肌肤，则形体肥胖。另有某些老年病症，亦都与痰有关。如中风、心血管病等。尤其是久治不愈的奇难怪证，从痰论治，往往能收到较满意疗效。如曾治一女患者许某，5 年不能食油盐，食入即呕，咽喉口舌生疮。经用礞石滚痰丸及导痰汤等，治疗月余而痊愈。另一张姓男子视物为二，头晕目眩不能行走，欲向前直行，却向左前方斜走。西医疑为脊髓高位肿瘤。经用蠲饮六神汤及礞石滚痰丸治疗二月而瘥。

痰证的治则。张仲景有“病痰饮者，当以温药和之”。前人也有“善治痰者，不治痰而治气，气顺则一身之津液亦随气而顺矣”。前者仅适宜于阳气虚衰、寒痰留伏的痰证，后者也多适用于气滞痰凝所致的痰证，不能作为治广义痰证的普遍治则。治痰大法，仍应根据痰之寒、热、燥、火、虚、实、气郁、血瘀等病因之不同，以及痰浊停留的部位、患者体质强弱而立法选方遣药。可根据其临床表现选用：燥湿化痰、温阳化痰、清热化痰、泻火逐痰、理气化痰、降气化痰、解郁化痰、开窍化痰、消解顽痰、熄风化痰、逐瘀化痰、软坚化痰、润燥化痰、健脾化痰、补肾化痰、补气化痰等法。

其代表方剂：燥湿化痰可选用二陈汤（《和剂局方》）等；温阳化痰可用苓桂术甘汤（《伤寒论》）、苓甘五味姜辛汤（《金匮要略》）等；清热化痰可用清气化痰丸（《医方考》）、小陷胸汤（《伤寒论》）；泻火逐痰可用滚痰丸（《丹溪心法》）；理气化痰可选用温胆汤（《千金方》）；降气化痰可用三子养亲汤（《韩氏医通》）；解郁化痰可用半夏厚朴汤（《金匮要略》）、越鞠丸（《丹溪心法》）；开窍化痰可用涤痰汤（《济生方》）；消解顽痰可用指迷茯苓丸（《指迷方》）、导痰汤（《济生方》）；熄风化痰可选半夏白术天麻汤（《医学心悟》）；逐瘀化痰，可用二陈汤加土鳖、蝼蛄、水蛭等；软坚化痰可用二陈汤加昆布、牡蛎等；润燥化痰、润肺化痰可选用贝母瓜蒌散（《医学心悟》）；补气化痰、健脾化痰，可选二陈汤（见上）加人参、白术等；补肾化痰可选金水六君煎（《景岳全书》）等。

如遇上述病因错杂者，除选一作主法主方外，亦可根据临证所需加用相应方、药。现仅将化痰之药录下，以供参考选用。

若有寒痰：可酌加干姜、白芥子、肉桂。热痰、火痰：酌加黄芩、黄连、山栀、青黛、花粉。湿痰：加苍术、白术。风痰：加天麻、白附子、胆南星、竹沥、僵蚕。燥痰：加瓜蒌仁、杏仁、川贝。老痰：加枳实、浮海石、芒硝、海蛤粉。食痰：加山楂、麦芽、神曲。气痰：加香附、枳壳。虚痰：加党参、黄芪。酒痰：加砂仁、葛花、枳椇子、花粉。胶痰：加旋覆花、皂角。四肢痰：加竹沥。胁下痰：加白芥子、姜汁、竹沥。

总之，治痰之方药甚众，各有所主，可随证选而治之。

病例一：尹某，男，37岁。

初诊：1961年7月8日。

主诉：中脘疼痛跳跃如梭已两年。

现病史：两年前，发生中脘作痛，发作无时，发则脘中有形攻冲，自觉跳跃如梭，终日不停。按之坚硬如磐，其痛更甚。呃逆呕吐，食少，便秘，神倦乏力，不耐劳动。

检查：脉沉弦滑，舌淡苔白。

分析：此素有痰饮结聚，因水寒之气随肝阳内动，痰饮中阻，下则便闭，上则呕逆，中则跳跃不停。

中医诊断：痰饮致中脘痛跳如梭证。

治则：法当行气散寒、祛痰涤饮、苦降辛开、宣通中焦为主。

方药：制香附、高良姜、炒川椒、淡吴茱萸、炒瓜蒌子、法半夏、藿香梗、紫油朴、陈皮各10克，白茯苓15克，川连炭5克，粗桂枝6克，生白术12克，生姜3片，大枣5枚。5剂。

二诊：1961年7月15日。

服上方后，中脘痛减过半，大便已通，呕逆全除，脘中跳跃亦平，纳食较香，此因上方椒、茱、姜、桂之辛温大热以温中散寒；橘、半、藿、朴、苓之苦温甘淡以行气利湿、祛痰涤饮；连、蒌之苦降下行，而使病机好转。宜仍宗前法，略减其制。

方药：制香附、高良姜、法半夏、陈皮、生白术各10克，炒川椒、淡吴茱萸、桂枝、炒枳实各5克，白茯苓15克，炙甘草6克，生姜3片。5剂。间日1剂，亦可将本方并5剂，共末蜜丸，每服9克，日2次。服至病愈为度。

病例二：李某，男，33岁。

初诊：1968年3月22日。

主诉：肢体震颤年余。

现病史：去岁初发心慌，恐惧，肢体时发抖战，潮烧如疟，烦躁不安，入夜不寐，时有肢体痉挛，腰背反张，神倦，纳少，喉中如梗，自汗、盗汗并见，大便或结或溏，病已年余，屡治无效。现肢体乏力，动则震颤，余症如前。

检查：舌红苔黄腻，脉弦而数。

分析：病属肝气郁结，气郁化热，郁热煎津，化生为痰，痰阻经络，筋脉不利，发为震颤。

中医诊断：痰饮震颤。

治则：先疏肝解郁祛痰，再行培元固本。

方药：拟逍遥散、越鞠丸、甘麦大枣汤化裁。红柴胡、当归、白术、炒枳壳、竹茹、川芎、制香附、白芍、炒栀子、甘草各 10 克，茯苓 15 克，小麦 30 克，红枣 7 枚。

二诊：1968 年 4 月 22 日。

服上方 1 个月。用药期间，呕吐痰水甚多，胸中感觉舒畅。然仍心中动悸，时有痉挛，诊脉弦滑，此痰饮渐开，神志欠宁。拟攻补并行。

方药：制龟板 25 克，茯苓、南沙参、海蛤粉、制首乌、磁石粉、龙牡粉各 15 克，白芍、远志肉、生甘草、酸枣仁、丹参、寸冬各 10 克。2 日 1 剂。

三诊：1968 年 6 月 4 日。

服上方 20 剂后，病已痊愈。近来又感心慌懊恼，身痛。此为余邪尚未除尽，仍宜祛痰安神。服至病愈为度。

方药：京半夏、白术、炒枳实、甘草、竹茹、石菖蒲、远志肉、陈皮各 10 克，茯苓、丹参、龙牡粉各 15 克，干桑枝 25 克。另：礞石滚痰丸，每次 50 粒，每日 1 次，饭后服。

病例三：王某，男，44 岁。

初诊：1960 年 9 月 27 日。

主诉：关节不利已三月余。

现病史：今年 6 月中旬起，四肢酸软，膝膑无力，手足至踝关节发麻，肘膝关节欠灵活，只能缓步近走，不能疾步远行，举步不能高，否则立刻跌倒，须人扶持方能起立，头部胀痛，不可仰视，经常心悸，病已百日，自觉逐渐加剧。

检查：脉浮缓弦滑，舌苔白滑。

分析：脉象浮缓为风湿，弦滑为痰饮，苔白滑亦属湿象。印象本病为风湿痰饮壅遏于肝脾二经。

中医诊断：痰饮致关节不利。

治则：当以化痰、利湿、祛风、宁心为治。

方药：代赭石、白茯苓各 15 克，旋覆花（布包）、法半夏、制香附（研）、陈皮、蔓荆子、酸枣仁（炒研）、白蒺藜、玉竹各 10 克，炙甘草 6 克，桑枝 30 克。

二诊：1960 年 10 月 17 日。

服上方 20 剂，头痛痊愈，手足麻木肢软已愈八九，关节有力灵活。今诊见脉弦颇减，气口较弱，此邪退正虚，仍宗前法。于祛邪方中加扶正之品。

方药：上方去香附，加黄芪、石菖蒲（打）10 克，续服，以痊愈为止。

病例四：杨某，男，45 岁。

初诊：1930 年 9 月 5 日。

主诉：阳痿已 5 年。

现病史：5 年前发生阳痿不举，医家总以阳痿为肾气不足，命门火衰，屡投鹿茸桂附参芪温补之品，无一效，现仍阳痿，动则痰促气逆作喘。

检查：舌绛苔腻，脉象弦滑。

分析：“二阳之病发心脾，有不得隐曲。”夫二阳为手足阳明经，胃肠有病，发于心脾，因心主火热，脾主湿痰，患者本形盛气虚之质，加之湿郁热遏，痰饮阻滞，更加屡用参茸桂附辛热温补之品。恕不知温热痰饮，得温补而阻遏愈甚，故多年来隐曲更加不利。

中医诊断：痰饮致隐曲不利。

治则：宜宣利其湿热，涌吐其痰饮，攻逐其陈莝。宗张子和法。

方药：甜瓜蒂21个，焙研极细末，分3次服。每日午饭后3小时服1次，分3次服完。每次服后，以涌吐痰涎水液为有效。

二诊：1930年9月13日。

云服第一次药后约半小时，先吐清涎，继呕痰水甚多。因之间日服第二次药，呕吐同前，又间日服第三次药，呕吐痰涎虽多，精神体力无不适。今拟下法。

方药：礞石滚痰丸240克，每次服10克，每日3次，每次饭后温开水送下，随即仰卧半小时。连续服数日，得大便溏泻即停药。

三诊：1930年9月20日。

云连服药5日，昨日至夜半断续泻下粘滑水液十余次。今日不感疲乏，反觉肢体舒畅，卒思人道。诊脉缓和，舌苔正常。此湿热痰饮因吐泻而排除。拟清理余邪。

方药：姜半夏、茯苓、陈皮、萆薢、远志肉、枳实、瓜蒌皮、石菖蒲、竹茹各10克，薏苡仁25克，甘草5克。5剂。另：四筋丸，每服10克，日服3次。经年常服。

附记：患者于吐泻后，阳道骤兴，续服汤丸之后，数年再无隐曲不利现象。

病例五：魏某，女，21岁。

初诊：1968年2月14日。

主诉：知觉异常已3年。

现病史：3年前发生右侧头痛，沿头皮上至颠顶而入于头中，觉头重难支，有时觉当顶掣跳不已，又觉如凉水点滴浇灌，令人洒淅，又觉有虫蚁攒聚爬行，待此等怪象消失后则颠顶麻木不仁。月经如屋漏，白带多而清。其夫代诉：患者生性多狐疑，时有悲伤欲哭之态，咽中如物哽阻。

检查：视形质白嫩，目光敏锐如波荡漾，舌红苔白腻，脉弦缓滑。

分析：服平肝、潜阳、安神、养心等药而效不显，综合脉症，臆断为痰饮素质加心神不宁。当从痰病论治。

中医诊断：痰饮致知觉异常。

治则：化痰蠲饮，宁心安神。

方药：代赭石粉、旋覆花（布包）、姜半夏、石菖蒲、陈皮、远志肉、炒枳实、海蛤粉、竹茹、丹参、茯苓、龙牡粉各 10 克。每日 1 剂，常服。

1969 年冬其夫来云：患者续服上方 10 剂，其病早愈。

病例六：齐某，女，53 岁。

初诊：1969 年 3 月 30 日。

主诉：左下肢内侧每夜发烧十余年。

现病史：1958 年春，发生左下肢内侧发热，其热势尚轻，未予注意，不久左下肢内侧发热日甚，半年后即表现为，每晚 10 时至次日天明 5 时许，左腿内侧发烧如火燎，即使在严冬，发烧亦丝毫不减，每夜必将左腿伸出被外以散热，天明则退。经多处检查及治疗，均以病因不明，治疗无效。自觉每夜其热从左足心起，循内踝上行左腿内廉至膝关节内侧以下而止。有时此处热甚，伴周身如火燎，彻夜不寐，但他人扪之不热，而自觉发烧难耐，伴头汗出至颈，天明热退。且长年不断口苦，耳鸣，两侧头痛，颠顶更甚。有时心烦喜呕，皮肤瘙痒。阅近来所服诸方，都以调和血气，疏通经络，或滋阴润燥，或酸苦泻热，更佐以推拿按摩，针灸火罐，放血散瘀等法，时亦见效，但不能巩固，一至二日复发，续治则无功。虽罹病多年，但形体不衰。

检查：诊脉沉弦滑数，舌苔白厚不润。

分析：下肢内廉为足三阴经所过之地，病发总在夜间，夜半为阴隆之时，此必热痰阻于下部三阴经之络，阴盛则痰阻气滞，郁而热自内生，故病发。天明阴气尽而阳气盛，气行滞通，则热散而阳和，故病愈。

治法：宜化痰行气为主，佐以清热通络。

方药：赭石粉、海蛤粉各30克，黄芩、旋覆花（布包）、赤茯苓各15克，京半夏、柴胡、陈皮、炒枳壳、竹茹、黄柏、瓜蒌皮、甘草各10克。水煎分3次服，每次于药汁中加生姜汁少许。另：礞石滚痰丸120克，每服6克，一日3次。

二诊：1969年4月6日。

服上方6剂，热退八九，睡眠亦佳，头痛亦减。

方药：仍宗前方续服3剂，加龙牡粉各15克。

三诊：1969年4月12日。

又服二诊方3剂。6夜再未发烧，头痛全已，口苦、耳鸣都平。10年久病，今已霍然。患者恐病复发，要求根治。

嘱每月服汤药6剂，每10日服药两剂，以三月为期。礞石滚痰丸，每月服60克（即每日服6克，饭后温开水送下。连服5日，休息10天，再连服5日，又休息10天）。以6个月为期，可望根除。

病例七：许某，女，46岁。

初诊：1959年8月15日。

主诉：不能食油盐已5年。

现病史：5 年来不能食有油盐之物，食入即呕，咽喉口腔即时发生疮泡。经常脘连腹痛，旁引胁肋，肢体沉重，两腿常痛，头常晕胀，见太阳则热如火燎，过寒凉则冷如冰刺。曾经中西药多次治疗，少效。病已五载，但体质不瘦，饮食二便尚可，睡眠欠佳。

检查：脉象弦滑而数，舌苔白滑底绛，四肢肤色浮黄。

分析：综合脉证，可能为痰饮抑遏过久，酿热化火所致。窃思脾胃为仓廪之官，受纳五味。本病患者何以独不能食咸，是必因咸味为水气所生，咸能入血，水能克火。经言："诸痛痒疮，皆属于心。"且呕亦为火逆上冲所致，今食咸则胃作呕、口起泡，乃火被水激使然。又食有油之食物亦如是，亦因火性急速，病发卒暴之故。李时珍曾云："阴火得湿愈焰，得水益炽。"又云：浓酒积油，得热气则火自生。今患者发病机制，正与李氏之论相合。因此，悟出本病痰饮为本，火邪为标。

中医诊断：痰饮致不能食油盐。

治法：当以祛痰为主，宗二陈汤、蠲饮六神汤化裁。

方药：

1. 礞石滚痰丸 60 克。每服 3 克，每日 3 次。饭后温开水送下。7 日服完，如得泻下痰涎，则停止服药。

2. 汤方：姜半夏、广陈皮、石菖蒲、远志肉、炒枳实、竹茹、瓜蒌皮、莱菔子、旋覆花（布包）各 10 克，丝瓜络、茯苓、代赭石（研）各 15 克，甘草 6 克，生姜 3 片。7 剂。

二诊：1959 年 8 月 23 日。

按法服汤丸 7 日，昨日开始泻下痰样黏液便十余次，不但不感疲乏，反觉体健身轻，但脉仍弦滑，舌苔白滑底绛减退，想大泻之后，恐不任续攻，滚痰丸暂停。拟祛痰补气法。

方药：党参、白术、白茯苓、制香附、石菖蒲、姜半夏、陈皮、稻芽各10克，炙甘草、西砂仁各6克，生姜3片。7剂。

三诊：1959年8月26日。

云上方未服完，旧有症状完全复发。痰饮久病，蒂固根深，得泻则暂安，得补则骤复，欲去病根，必须缓剂慢攻，严禁温补，因热痰得补则病更剧。

方药：

1. 礞石滚痰丸60克。

2. 初诊方7剂。

服法均同前。得泻下，丸剂可暂停。

四诊：1959年9月3日。

一周来，大便微溏，并未大泻。诊脉缓和，舌苔已退，舌绛亦轻，神气均佳。略食低盐，亦无反应。仍宗原法，略为增损。

方药：

1. 滚痰丸，每日服2次，服法如前。

2. 初诊方去莱菔子，加薏苡仁15克。7剂。

五诊：1959年9月17日。

两周来连续服四诊方，诸症悉平。一切有油盐食物以及鱼肉家禽野兽之类，尽量食之，再无呕逆、口腔起泡现象，而且精神焕发，身轻体健，以前见太阳与寒凉则恶之状完全消失，5年久病，今已霍然。因患者要求根治，以免复发。除嘱服原方3日1剂，10剂为度。滚痰丸7日一服，每次3克，每日3次。

注：忌服温补药品。

病例八：杜某，男，30岁。

初诊：1958年4月13日。

主诉：怔忡、失眠已两月。

现病史：今年2月，曾吐血数日后，即生头晕，心跳，失眠，便燥。近来又见心腹作痛，大便后下脓血，从此心慌更甚。

检查：舌红苔白，脉滑数。X线拍片检查，左心室扩大。

分析：印象为血虚未复，精神衰弱，病属怔忡。

中医诊断：怔忡。

治则：滋阴补血、养心安神。

方药：酸枣仁、茯神、生龙骨粉、制龟板、制鳖甲、龙眼肉各15克，寸冬、明玉竹、熟地、牡蛎（生研）、甘草各10克，五味子6克，大枣5枚。水煎，分3次服，饭前服。

二诊：1958年4月18日。

服上方5剂，心慌未减，反彻夜不寐；舌白脉滑，此非血虚乃痰饮所致，故服上方效果不显。兹拟安神涤饮法。

方药：酸枣仁、半夏、炒枳实、寸冬、瓜蒌皮、竹茹、陈皮、玉竹、南沙参各10克，茯苓、苡仁各15克，川芎2克，炒知母、甘草各6克。3剂。

三诊：1958年4月24日。

投酸枣仁汤和温胆汤加安胃清热之品。心跳头晕锐减，入夜能寐，大便亦通。此痰饮为患，故阴柔滋腻之药不应，仍宗上方续服。亦可并5剂研作丸药常服，以冀根除。

溃疡性结肠炎治验体会

溃疡性结肠炎，又称慢性非特异性溃疡性结肠炎。是一种原因不明的结肠慢性炎症疾患。其病变以溃疡为主，临床主要症状为腹泻、黏液脓血便、里急后重、腹痛等。常累及直肠、乙状结肠，甚至全结肠。病情轻重不一，常反复发作。

中医称之为“肠澼”“肠风”“久痢”等病名。《证治汇补·下窍门》云：“肠澼者，谓湿热积于肠中，即今之痢疾也，故曰无积不成痢，痢乃湿热食积三者。”又说：“生冷油腻，留滞于内，湿蒸热瘀，伏而不作。偶为调摄失宜，风寒暑湿，于触秽浊，故为此疾。”叶天士在《温热经纬·三时伏气外感》篇亦谓：“痢疾一证，古称滞下，盖里有滞浊而后下也。但滞在气，滞在血，冷伤热伤而滞非一。”说明本病常为多种病因合而为病，其病又有伤气伤血之不同。正如李用粹所云：此病多见于湿热食积三者合而侵于肠道，伤及气血而成。

本病一般起病缓慢，常因精神刺激，过度疲劳，饮食失调等诱因而发作。大便呈黄水或脓血便，或白黏液便，或血便，一日数次，甚至10次以上，里急后重，腹痛则泻，泻则痛止，经年累月不愈。亦有患者可有便秘。常伴恶心呕吐、纳呆、腹胀、发热等。经西医检查，排除其他特异病因如菌痢、肠结核等肠病。

治之之法当清热泻火、祛湿败毒、疏肝理气、健脾止泻。

方药：葛根、黄芩炭、桔梗、陈皮、甘草、白术、白芍、防风各10克，黄连炭6克，金银花、大豆黄卷各15克，炮黑姜2克。水煎，分3次温服。7剂为一疗程。

按：本病为临床难治病证之一。常反复发作，短则数年不愈，长则二三十年难痊。临床常见类型为湿热挟滞，蕴结大肠。故用苦寒清热泻火、燥湿解毒、厚肠止泻之葛根芩连汤。其中葛根一味既能解表退热，又能升发脾胃清阳之气而止下利。湿热火蕴，气机郁滞，肝气不舒；久泻易伤脾阳，故合用疏肝理气、健脾止泻之痛泻要方。

加减法：

1. 便泻物中如带白黏液，可酌加炮黑姜1.5～4.5克。

2. 如带红黏液，可酌加侧柏叶30克，地榆10克，红曲米（研细）10克。

3. 如后重气滞，可酌加木香、大腹皮、莱菔子各10克。

4. 如胃中有滞，饮食不香，可酌加炒神曲、焦山楂、炒麦芽各10克。

5. 若久泻气虚，时有便溏，劳则加剧，可酌加党参30克，茯苓10克。

6. 久痢伤阴损阳及肾，腰痛下利清谷，可酌加补骨脂10克，肉豆蔻10克。

病例：某女，36岁。

初诊：1969年3月9日。

主诉：大便溏泻3年。

现病史：1966年初发生腹泻，经常发作，现少则每日泻下1～3次，多则3～6次。便质稀溏，为脓血便或鲜血便，解下不爽，有里急后重感。便泻多在午前，腹中雷鸣疼痛，痛则泻，泻下痛止。有时伴低热畏寒，口干苦不欲饮。

检查：形瘦色苍，舌红苔薄白，脉弦滑。曾做纤维结肠镜检查，发现结肠黏膜呈多发性浅表溃疡，伴充血水肿。黏膜外观粗糙不平，呈细颗粒状，易出血。大便常规：白细胞+，红细胞+。粪便培养：阴性。

分析：湿热郁遏于肠，日久不去，致气滞脾伤。

中医诊断：泄泻。

西医诊断：慢性非特异性溃疡性结肠炎。

治则：清热、燥湿、败毒、泻火、疏肝、理气、健脾、止泻。

方药：见上。

二诊：1969 年 3 月 15 日。

服上方 5 剂，泻下基本已止，每日大便 1 ～ 2 次，便质仍稀不成形，便中带白色黏液，泻时不爽，有后重感，此湿邪尚未全除。仍宗上方加黑姜 5 克，木香 10 克。

三诊：1969 年 3 月 18 日。

服上方 3 剂，腹泻腹痛、泻下后重、便带白色黏液已愈。为根除顽疾，嘱再服 3 剂。

1970 年五一国际劳动节，其夫来谢说：服完三诊方后，三年顽疾已痊愈，特来告谢。

加味苓桂术甘汤的临床运用

苓桂术甘汤为《伤寒论》专治痰饮病的主方。其病机为中焦阳虚，脾失健运，气不化水，聚湿而为痰饮。张仲景在《伤寒论》中以之主治伤寒误用吐下，损伤中阳，水气上逆之心下逆满，气上冲胸，头眩短气，身为振摇；在《金匮要略》中以之治中阳不足，饮停心下痞坚等。证虽不一，病机相同，故均以一方治之。在临床中，张师常用其治“胃炎”“血吸虫肝病”“胃溃疡”“癖积”“病毒性肝炎”“肝硬化”等。

一、治胃炎病例

付某，女，68岁。

初诊：1965年5月6日。

主诉：胃脘痞痛2年。

现病史：1963年初发生胃脘痞痛，逐渐加重，伴纳少腹胀、口干欲饮，时作恶心、嗳气，大便稀溏，一日一行，为黄稀便。经武汉某医院诊断为慢性胃炎。自述1963年春节即生此疾。

检查：舌淡红，苔黄腻，脉滑，上脘痞硬，压痛明显。

分析：经云：“饮食自倍，肠胃乃伤。”窃思本病起于春节，饮食所伤可知。实为饮食损伤脾胃之阳，中阳不运，痰食内阻，日久化热，痰热互结，而成本病。

中医诊断：胃痛。

西医诊断：慢性胃炎。

治则：温运中阳，健脾和胃，清热涤痰，消食化积。

方药：苓桂术甘汤合小陷胸汤加味。茯苓20克，桂枝15克，白术、甘草、全瓜蒌、法半夏、黄连、枳实各10克，吴茱萸5克，焦三仙各10克。3剂。

二诊：1965年5月10日。

服上方后，泻下酱油色大便，继之转为黄便。胃脘痞胀，亦渐递减。今日痞胀基本已除，胃口亦开，食量倍增，口干欲饮、恶心、呕吐均平。仍拟上方服3剂。

二、治“胃溃疡”病例

蒋某，男，42岁。

初诊：1965年3月2日。

主诉：胃脘疼痛已4年。

现病史：述1963年春，酒醉后，即生胃痛。反复发作，逐渐加重。现中脘有一硬块，胸脘连腹饱闷胀痛，纳食减少，形体日瘦，精神疲乏，四肢困重。武汉某医院诊断为胃小弯溃疡。亦有作肝肿诊疗，更有疑为肿瘤者，屡治无功，因来就诊。

检查：舌淡红，苔淡黄厚腻，脉弦缓而结。中脘积块坚硬高突，按之痛。曾在武汉某医院做钡餐拍片，发现胃小弯侧有一黄豆大龛影。

分析：脉弦主痰饮，缓主脾虚，结主积聚。今脘中高突，纳食虽少，尚能劳动。如谓肝肿，必现黄疸；如谓胃病，则必呕吐便闭；如谓癌瘤，则必剧痛。从脉症合参，乃水饮寒湿之邪结聚不化，郁而化热，结于中焦，所以经常胀痛。

中医诊断：饮癖。

西医诊断：胃小弯溃疡。

治则：拟仲圣温和之法，加苦降辛开之品。

方药：茯苓15克，桂枝、厚朴、干姜、法半夏、生白术、炙甘草、枳实、陈皮各10克，酒炒黄连5克，大枣5枚，生姜5片。一日1剂，水煎分3次温服。如无不良反应，可续服至病愈为止。

9月20日来函云："购药10包，依法煎服。服药3剂，气平不痛；服药7剂，饮食增加，消化力强；服药10剂，精神日强，身体日壮，诸症皆平。唯觉浮肿，想系久未休息之故。1周后，肿消病除，至今无恙。"

三、治"癖积"病例

宋某，男，52岁。

初诊：1964年2月20日。

主诉：中脘积块五载。

现病史：5年前，发现中脘积块，经常作痛，按之更剧，伴面肢浮肿，动则喘促心悸，气短不续，食少腹胀，二便正常。几经检查，皆疑为肿瘤，但未开刀探视。

检查：舌淡红苔白腻，脉结代；中脘积块，大如盘状，边缘钝圆。

分析：患者素喜饮酒。由于中阳不足，水气停蓄，结为痰饮，久则凝固成块。

中医诊断：癖积。

治则：宗金匮治痰饮法，“当以温药和之”，合甘温苦辛为剂。

方药：茯苓、白术各15克，桂枝、姜半夏、陈皮、甘草、枳实、厚朴、干姜各10克，川连炭5克，生姜3片，大枣3枚。

二诊：1965年3月3日。

服上方10余剂，中脘坚块全消，各恙皆除。拟香砂六君子丸善后。

四、“病毒性肝炎”病例

见本书“肝胆病”之病毒性肝炎中无黄疸性肝炎。

五、“肝硬化”病例

见本书“肝硬化”病例二。

六、“血吸虫病肝硬化”病例

肖某，男，40岁。

初诊：1965年9月2日。

主诉：胸脘腹胁膨胀十余年。

现病史：10年前，即患胸胁脘腹膨胀，反复发作。服治胃病中药（药名不详），服药稍缓，停药又作。经汉川县血防站多种方法诊察，诊断为血吸虫病晚期合并轻度腹水。今年5月起，两胁胀满，小腹板硬，脘中胀闷，食后更甚。大便一日五六次，多不成形，不能食荤，食则便泻稀溏。

检查：舌淡苔白滑，中心微黄。切诊：脉弦缓。肝在右肋下三横指处，质硬拒按，脾大平脐。腹水征（+）。左胸有两个蜘蛛痣，右胸有一个蜘蛛痣。中脘拒按。

中医诊断：臌胀（水臌）。

西医诊断：血吸虫病晚期，合并肝硬化腹水。

治则：温阳健脾，行水泄湿，消胀行气。

方药：白茯苓15克，生白术12克，炙甘草、桂枝、紫油朴各6克，姜半夏、广陈皮、石菖蒲、炒枳实各10克，干姜、炒川连各3克。水煎服。

二诊：1965年9月21日。

服上方8剂，各症均减。腹胀大减，纳食较香，大便日仅1～2次。虽食荤腥，亦不泄泻。此脾阳渐复，运化好转之征，仍宗原方，加泽泻10克，三棱、莪术、鳖甲、蒲公英各30克，继续多服。

三诊：1965年10月21日。

服上方10剂，腹胀已平，纳食、二便均正常；肝在肋下一横指，质硬；脾在肋下三横指。述将入血防站，做杀虫治疗。特来告知。

以上病证虽不同，但病机却相同，均为中阳不足，脾失健运，水湿聚于中焦而为病。故用本方为主方加味。方中以茯苓为君，取其甘淡性平、健脾利水化饮。水饮为阴邪，非温不化，故以桂枝为臣，温阳化饮。苓、桂相伍，一利一温，相得益彰。水湿源于脾，脾阳不足，湿聚为饮，故以白术为佐，健脾燥湿，使脾气健运，则湿去而不复聚矣。使以甘草，调药而和中。药虽仅四味，温而不热，利而不峻，实为治痰湿之妙方。方中常加入干姜或吴茱萸，配黄连，取辛开苦降，散其郁结。若兼食滞，可酌加焦三仙。若心下痞，按之痛，则为小陷胸症，可加入瓜蒌实，配成小陷胸汤。用黄连、半夏、瓜蒌清热涤痰破结，使热除痰消结除，结胸自愈。若方中加入枳实，与白术相伍名枳术汤。《金匮要略》云，枳术汤治“心下坚大如盘，边如旋盘，水饮所作”，用枳实攻逐水饮。丹溪曰：枳实泻痰，能冲墙倒壁。更加厚朴，消痰化食，厚肠胃，行结水，散湿满。最后一病例腹内生癥瘕，故加三棱、莪术、鳖甲、蒲公英破血祛瘀、软坚散结、消肿而化癥瘕。以上诸药，环环紧扣病机，力峻而效显。特录出，与同道共研。

年　谱

1896年9月6日，出生于湖北省汉川县刘格乡张家村。取名炳亟，字宏彪。

1902年～1910年，在张家村私塾就读，并从塾师夏先生等学中医。

1911年～1917年，塾师与其父相继逝世，遂辍学。一面自学中医典籍，一面打鱼维持生计。

1917年～1921年，其兄病故。半农半医为业。

1922年～1927年，从当地名医林士安研学针灸及中医典籍。

1926年9月～1927年7月，任汉川县六区农民协会主席。

1927年2月，经王礼允、许志钧介绍加入中国共产党。

1927年8月～1931年，应聘至汉川庆生恒药店坐堂行医。

1929年，国民党政府通过“废止旧医案”，企图取缔中医。与汉川同仁一道，集会反对，并推举代表赴武汉、南京、上海请愿及参加中医药团体代表大会。

1932年～1937年，经国家考试，取得中医师证书及行医执照。在河南省郑州市银行街业医。更名梦侬，寓永远不忘农民之义。

1936年～1937年，被选为河南郑州国医工会理事。兼任河南水灾救济委员会郑州收容所义务医师。并被《郑州通俗日报·民众顾问版》聘为中医顾问。

1938年～1948年底，在陕西西安市崇廉路糖房街业医。

1939年～1948年底，被选为西安市中医师工会监事、理事、理事长。

1944年～1948年，任西安市第四义务中医施诊所医师，为广大难民和贫苦群众免费诊病。

1948年7～12月底，被聘为陕西省私立国粹中医学校诊断学讲师。

1949年1～8月，在汉口景福路及长清里行医。

1949年9月～1950年，在汉川县刘隔镇业医。

1950年～1953年，在应城县长江镇业医并选为长江镇卫生工作者协会主任。

1952年，获得中央人民政府卫生部颁发的中字第03609号中医师证书。

1953年～1954年，在汉川县刘隔镇业医，兼任汉川县卫生工作者协会主任。

1954年6月，以汉川县中医代表身份出席孝感专区中医代表大会。

1954年9～12月，参加汉川县救灾医疗工作。

1955年1～6月，任孝感专署卫生科中医科专职干部。

1955年7月～1956年8月，任湖北省防治血吸虫病委员会委员，兼卫生部医学科学研究委员会血吸虫病研究会湖北分会委员。

1956年3月，调湖北省卫生厅医预科任副科长。

1957年9月，任武汉中医研究班儿科教师，并编著《儿科辑要》一书。

1957年12月，参加农工民主党。

1958年，调至湖北省中医进修学校任教。

1959年初，湖北中医学院建院后，担任内经教研组组长。兼任湖北中医学院第二届西学中班指导教师。

1959年12月，被评为湖北中医学院先进工作者。

1962年，湖北中医学院决定选优秀大学生做名老中医继承人，并隆重举行拜师会。经院方批准，正式收艾利民为继承学生。

1963年底，被评为湖北中医学院先进工作者。

1964年9月，参加湖北省第三届政协大会，被选为省政协委员。

1969年，经湖北中医学院批准，收俞良栋为继承学生。

1970年，因不顾重病缠身，长期带病为广大患者治病。湖北中医学院给予表彰，并郑重决定，成立张梦侬疑难杂病诊室，为群众义诊。

1972年，湖北中医学院指派西学中班学生陈淑媛、李永占等跟张老先生学习。

1973年～1977年2月，经湖北中医学院批准，张腊荣、汤淑文、倪群芝、李家法、鲁家法等教师轮流跟随张老学习。以上同志，均已晋升为教授、副教授及主任医师职称。

1977年2月，因心肌梗死逝世。

著作和论文

《儿科辑要》，1957 年 9 月武汉中医研究班刊印。并作为该班儿科教材。

《湖北中医医案选》第三辑，收录张梦侬撰写病案 13 则。由湖北省卫生厅 1965 年 8 月编辑出版。

《产后临证医案》，湖北中医学院辅导资料，1965 年 12 月出版，内部发行。

《临证会要》，人民卫生出版社 1981 年 2 月出版。

《四诊八纲》，湖北中医学院内部发行（1971 年）。

“哮喘”一文在《新医药通讯》1972 年第 4 期发表。

“噎嗝”一文在《新中医》1973 年第 4 期发表。

“漫谈肾炎与水肿病的治疗经验和体会”一文在《新医药通讯》1973 年第 4 期发表。

“漫谈对肝炎的治疗和体会”一文在《新医药通讯》1973 年第 2 期发表。

“胃癌治验一例”一文在《新中医》1974 年第 3 期发表。

“加味桂附地黄汤的运用体会”一文在《新中医》1975 年第 6 期发表。

“论咳喘哮病证因脉治”一文在《新医药通讯》1976 年第 1 期发表。

“关于鹅鸭血治噎嗝与胃癌的几点看法”一文在《新中医》1976 年第 6 期发表。

近年出版收载张梦侬的论著

1.《老中医医案医话选》，广州中医学院《新中医》编辑室编1977年8月出版。

2.《湖北当代名中医传》，湖北人民出版社1989年7月出版。

3.《奇难杂症效方精选》，广西科学技术出版社1990年9月出版。

4.《名医治癌良方》，广西科学技术出版社1991年1月出版。

5.《当代中国名医高效验方1000首》，中国中医药出版社1991年4月出版。

6.《当代著名老中医秘验单方选》，中国中医药出版社1993年5月出版。

7.《疑难病症经效良方》，金盾出版社1995年2月出版。

8.《中国现代名医验方荟海》，湖北科技出版社1996年2月出版。